二〇二三 癸卯年

图识本草

周历

周芳
—编著—

朱秀平
—绘画—

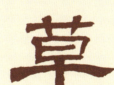

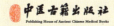

图书在版编目（CIP）数据

图识本草周历 / 周芳编著 . — 北京：中医古籍出版社，2022.9
　ISBN 978-7-5152-2532-6

　Ⅰ.①图… Ⅱ.①周… Ⅲ.①本草 – 中国 – 图谱 Ⅳ.① R281.3-64

中国版本图书馆 CIP 数据核字 (2022) 第 146854 号

图识本草周历

周芳　编著　朱秀平　绘画

责任编辑：吴　頔
封面设计：蒋宏工作室
出版发行：中医古籍出版社
社　　　址：北京市东城区东直门内南小街 16 号（100700）
电　　　话：010-64089446（总编室）010-64002949（发行部）
网　　　址：www.zhongyiguji.com.cn
印　　　刷：三河市祥达印刷包装有限公司
开　　　本：710mm×1000mm　1/16
印　　　张：10.5
字　　　数：160 千字
版　　　次：2022 年 9 月第 1 版　2022 年 9 月第 1 次印刷
书　　　号：ISBN 978-7-5152-2532-6
定　　　价：58.00 元

識本草學中醫

壬寅初夏周芳書

中华九大仙草

唐代《道藏》中记载了中华九大仙草，个个都是灵丹妙药，神奇无比。

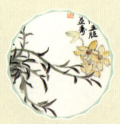
铁皮石斛 长生草

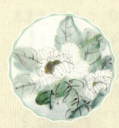
天山雪莲 还阳草

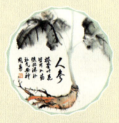
野山人参 起死回生草

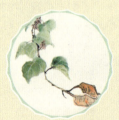
何首乌 返老还童草

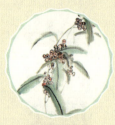
茯苓 四时神药

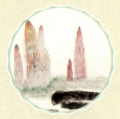
苁蓉 沙漠人参

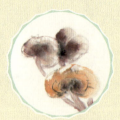
深山灵芝 还魂草

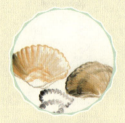
海底珍珠 安神草

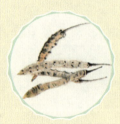
冬虫夏草 软黄金

铁皮石斛

九大仙草之首

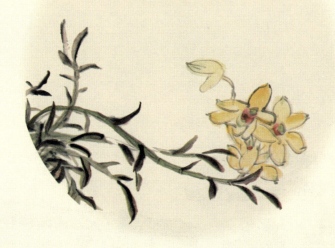

铁皮石斛因其特殊的生存环境和卓著的滋补功效位列"中华九大仙草"之首，为千百年来历代帝皇梦寐以求的宝物，足见铁皮石斛在中草药界的实力。现代科学研究证明，铁皮石斛里面的石斛多糖等多种有效成分，可以增加体内T细胞和B细胞的活力，从而提高身体免疫力，对稳定血糖、降血脂、缓解失眠和促进胃肠道健康、缓解便秘、明目养肝都有很好的效果。现代人经常熬夜，吃饭不规律，气血亏虚，身心疲惫，适量食用铁皮石斛有补气养血、稳固元气的作用。女性朋友经常食用铁皮石斛，能有效地改善更年期症状，有美容养颜、延缓衰老的作用。

易中禾仙草园

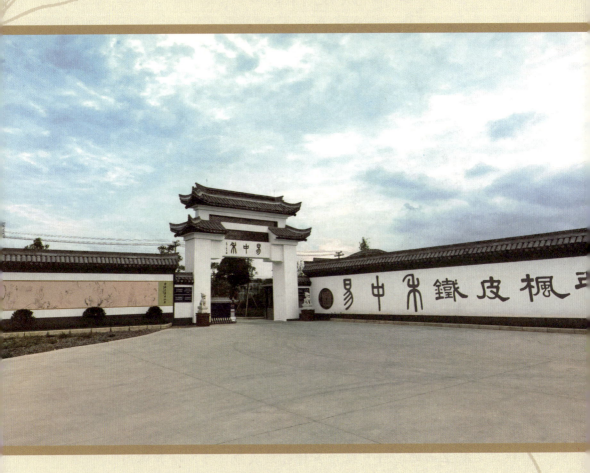

　　易中禾仙草园，一个精致的健康道场，位于宁波东钱湖畔，集旅游、学习、医护、养身、怡心为一体，以"让亚健康变健康，让健康人更健康"为使命，弘扬传承中医药文化精髓，让传播健康常态化，促力健康中国，利我、利他、利天下。

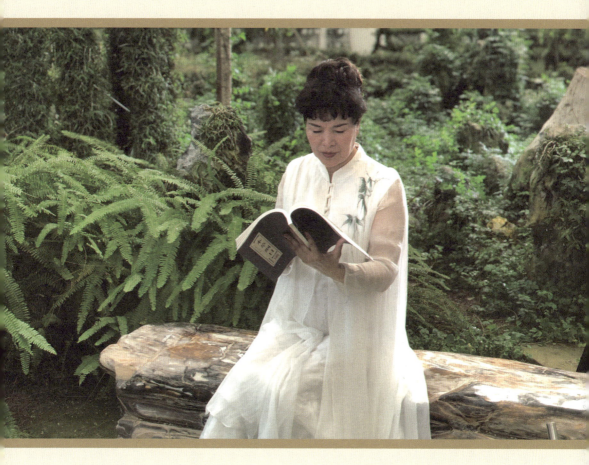

　　易中禾创始人周芳，宁波新芝生物科技股份有限公司董事长，中国书法家协会会员，国家二级心理咨询师，浙江药科职业大学基础学院特聘副院长，浙江省休闲养生协会副会长，浙江大学宁波校友会副会长。出版著作《争取活过一百岁》《生命的哲学》《快乐养生 幸福生活》《换种活法》。

　　和她一起——

　　识本草学中医，爱国爱家爱自己，做个了不起的中国人。

国画本草图

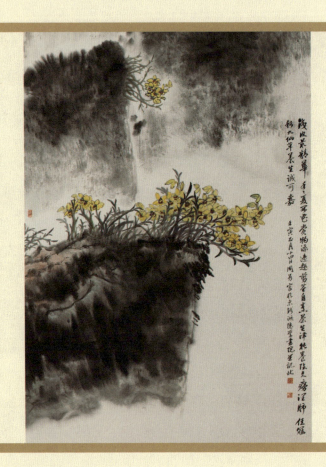

国画是中华艺术瑰宝,本草是民族文化瑰宝,源远流长。把本草用国画呈现出来,犹如在自信的民族文化底色上压了花,让自信更加充满底蕴。

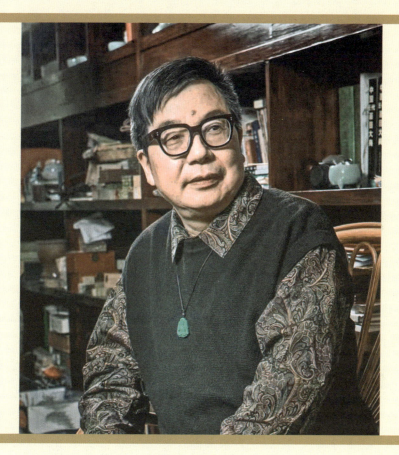

朱 秀 平
国画本草画家

  浙江省美术家协会会员、江苏省花鸟画研究会常务理事,宁波市美术家协会理事。为53种本草作画,妙笔生花,使本草与国画完美结合。

序一

用艺术阐释科学

　　中华五千年的悠久历史，创造了底蕴深厚、包罗万象、影响极其深远的中华传统文化，中国中医药文化是其中重要的组成部分。从神农尝百草开始，到药王孙思邈，再到编著《本草纲目》的李时珍，中医本草理论与实践的结合日趋完善。中华先贤们发现了世间百草不仅可以解毒，还可以祛疾除病。草药巧妙的配伍，可以祛除百病，奇珍异草不仅可以强身健体、延年益寿，还有起死回生、驱除恶疾的功效。特别是从千万种草药中选出的中华九大仙草，功效更是非凡。经人们精心培植、科学炮制的中草药，在历代名医的手中不知医治救活了多少人的性命。华夏子孙几千年来绵绵不息生命的延续，中医药的神佑庇护是功不可没的。近年来席卷全球的传染病，从2003年的非典到现在的新冠病毒，我国中医药所发挥的作用和威力，越发凸显和重要。中医讲究祛表固本，天人合一，自然调理，以治未病为纲。中药以相生相克的原理治病。祛表为辅、固本为源等理念逐渐被更多的国家和不同民族的人所接受。很多国家争相请我们的名医在他们当地设中医馆为他们看病就医。我国的中医药正在借助于现代科技的手段，提升中医的诊治方法，提取中药的精华，不仅服务于我们中国的十四亿人，还正在造福于地球七十亿的全人类。

　　每次回宁波老家，我都要去造访小老乡周芳女士创建的易中禾仙草园，她这个仙草园环境优雅，芳香四溢，以九大仙草之首的铁皮石斛为主，有几百种中药材。周芳做事很有胸怀和魄力,她创办的新芝生物和易中禾仙草园两家企业都求实创新,解决问题。她从小研习书法,热爱生命,关爱健康,近几年还笔耕深创,不时出版自己的著作。最近又要推出新书了,付梓之余,新稿邮我,请我写序。有幸作为第一读者欣赏品读,亦感荣幸。新作内容是周芳和她的画家同学朱秀平合力而作,朱先生笔下的草本图谱绘声绘色,周芳的题字笔健墨丰、俊秀挺拔。每幅精美的图片下面配有图中本草的药性、功能和膳食调配的方法。书中所列周历之外,还附有二十四节气养生的知识。翻阅书页内容犹如徜徉于艺术的殿堂,品识中医本草的精妙。中医本草,乃我国之瑰宝,国画与书法合并之展现,三者结合,人间奇美。精美造诣,锦集现世,实为难得。中医,国画,书法,三者皆为我中华之国粹,其根生于华夏,扬于四海,造福于人类。

希望本书早日面世,能使看到本书的读者有所获益,是为序!

俞梦孙

中国工程院院士

2022.6.26

Foreword 1

Elaborating Sciences through Arts

China's long history of 5,000 years has created a profound, inclusive and far-reaching traditional Chinese culture, of which the traditional Chinese medicine culture has always been a salient and indispensable part.Through the histories of the legendary emperor Shen Nong tasting diverse herbs, the king of herbal medicine Sun Simiao, and Chinese medicine expert Li Shi-zhen accomplishing *Compendium of Materia Medica*, the integration of theory and practice of Chinese medicine has been improving day by day. The ancient Chinese sages found that different herbs in the world can not only help detoxify the body when being used appropriately, but also can help cure diseases. When all herbs are cleverly combined, it can cure disease, enhance body, prolong life, and even bring back life, especially the top nine herbs out of hundreds of herbs with incredible effects. Under careful cultivation and being researched in a scientific way, the Chinese herbs used by famous doctors of past dynasties have saved millions of lives. It is fair to say that for thousands of years, the divine protection from traditional Chinese medicine is indispensable forthe life of Chinese people. In the context of infectious diseases from SARS in 2003 and COVID-19 in 2020, the role of Chinese traditional medicine has become increasingly prominent. The traditional Chinese medicine emphasizes enhancing the essence of the body and remove its vulnerability, the unity of nature and human, and the principle of preventive treatment of disease which means to cure any disease before its symptoms. Further, it cures diseases with the principle of partially complementary and partially conflicting. The key principles of Chinese medicine now have been gradually accepted by more countries and peoples of different nationalities. Many countries have been inviting our famous doctors to open local Chinese clinics and offer medical treatments. Nowadays, with the help pf modern science and technology, the Chinese traditional medicine is improving itsways of diagnosis and treatment. By using the art of herbs, the Chinese traditional medicine not only serves 1.4 billion people in China, but also benefits 7 billion people all over the world.

Every time when I come back to my hometown Ningbo, I visit the Yi Zhonghe Herb Garden created by Ms. Zhou Fang, where the environment is elegantly beautiful, sweet perfumes are diffused all around, and hundreds of valuable herbs are cultivated, mainly the dendrobium officinale, which ranks first among the nine Chinese herbs.For Ms. Zhou, she is a lady whohas learned calligraphy since her childhood, loves life, and cares for health. Over the past decade, she also has been writing during her busy schedule. She has published a number of works about health and life cultivation. Now she has a nice newbook. It's my honor to write the forward for her new book as the first reader of the book. The new work is the joint work of Ms. Zhou Fang, an honorable calligrapher, and Mr. Zhu Xiuping, a famous painter. Mr. Zhu's paintings are vivid and attractive,and Ms. Zhou's writing is impressive and exquisite. Each painting is expatiated by vivid words to introduce the herb's taste, function and edible method, which helps readers understand the type, function and health knowledge of traditional Chinese medicine. Apart from the weekly calendar in the book, the twenty-four solar terms health knowledge is also included to enrich the content. Reading the book is like wandering around the palace of art, and is also a fantastic journey to taste the subtlety of Chinese herbal medicine. The Chinese herbal medicine is the treasure of our country. Using Chinese painting and calligraphy to introduce Chinese herbs is a brilliant combination as a worthy piece of art in the history. The traditional Chinese medicine, Chinese painting, and calligraphy are three quintessential elements of Chinese culture, originating from China and being spread over the world to benefit mankind as a whole.

  I hope this exquisite book will be published soon, and then all the readers can benefit from this book.

  This is the forward.

Yu Mengsun

Academician of Chinese Academy of Engineering

2022.6.26

序二

传承文化　弘扬国粹

　　壬寅五月初夏，宁波易中禾仙草园内，阳光明媚，鸟语花香，经过一场初夏雨露的滋润，奇花初胎，百草芬芳，如入仙人般的境地。位列中华九大仙草之首的铁皮石斛郁郁葱葱，石斛花正在孕育着新的异彩与芬芳。仙草园创始人周芳女士的新作《图识本草周历》也即将出版，真是可喜可贺。

　　我认识周芳女士多年，她曾是宁波市人大常委会委员，一位著名的书法家、企业家和中医文化达人，我很关注她的文化研究成果，总想在第一时间拜读她的佳作。周芳女士好学多才，文理兼通，从小练习书法，对中医药传统文化有深入的研究，1989年创办了新芝科器研究所，研究替代进口的生命科学仪器，服务全国高校及科研机构，现今已成为国内颇具影响的"新芝生物"品牌。同时，她也是一位中医养生专家，倡导"让亚健康变健康，让健康人更健康"，又创办了易中禾仙草园养生基地。近十几年来，她在百忙之中笔耕不辍，连续出版了《快乐养生　幸福生活》《换种活法》等多部养生著作。周芳有句名言："识本草、懂中医，会点中国功夫，会写中国书法，做个了不起的中国人。"我甚为赞赏，这是文化自信的生动实践，也是健康中国建设的倾力践行。

　　这部《图识本草周历》内容独特，设计精巧，制作精细。浙江著名画家朱秀平先生把传统药用本草绘制成国画，周芳女士在画上题文字，本草、国画、书法三者完美结合，相得益彰，尽显奇美。每幅画下面还配有生动的文字，介绍画中中草药的性味、功效、食用方法，让读者在书画艺术的氛围中认识本草的形态、功效和中医养生知识，提升自主健康的理念。书中周历内容板块的构思也很精美，而且结合二十四节气时令演变，以中医"天人合一""整体观念"和"因时因地因人制宜"养生理论为指导，介绍养生与食疗、时令与个体的绿色体验，将科学性、实用性、艺术性完美结合，配上日常周历功能，方便阅读，使用便捷。

非常感谢周芳女士向我推荐她的新作，并邀我作序，不胜荣幸。愿所有心有所念、信奉养生的读者开卷有益、感悟倍增。让荣享文学与中医学、艺术与养生术交融创新的康养佳作，助您的健康之舟扬帆更远、更久、更美。

是为序。

民革浙江省原副主席
宁波市人大常委会原副主任
全国名老中医
2022 年 6 月

Foreword 2

Inheriting and Promoting the Chinese Cultural Traditions

In the early summer of the fifth lunar month, Ningbo Yi Zhonghe Herb Garden is full of shining sunshine and fragrant flowers. After an early summer rain, the garden is like a paradise with blossomed flowers and green grasses. The dendrobium officinale, which ranks the first among the nine top Chinese herbs, are growing greener and fresher with thriving dendrobium officinale flowers. In this beautiful season, the new book, *Weekly Calendar of Knowing Herbs with Picture*, by Madam Zhou Fang, the founder of the herb garden, is going to be published. This is really a great achievement worthy congratulations.

I have known Madam Zhou for many years. She used to be a member of the Standing Committee of Ningbo Municipal People's Congress, and she is also a famous calligrapher, an outstanding entrepreneur and an expert on the traditional Chinese medical culture. I always pay attention to her cultural research achievements and read her works right after they appear. Madam Zhou is a versatile lady proficient in both arts and science. She has been learning calligraphy since her childhood and has further in-depth researchin traditional Chinese medicine.In 1989, Madam Zhou founded Ningbo Scienz Scientific Instrument Research Institute, which sought to develop and produce bio-tech instruments to replace the imported instruments in serving our domestic universities and research institutions. Now, it has become an influential " ScienzBio" brand in China. At the same time, Madam Zhou is also an expert on traditional Chinese medicine. Under the principle of "turning sub-health into health and make healthy people healthier", she founded Yi Zhonghe Herb Garden as a health center.Over the past decade, she has also been writing despite her busy schedule. She has published a number of works concerning health and life cultivation, such as *Happy Health and Life Cultivation for Happy Life*, and *Changing a Life Style*. MadamZhou has a famous saying that "knowing something about herbs and Chinese medicine, learning some Kongfu, writing some Chinese calligraphy, and then being a great Chinese", which I highly appreciate. This is a vivid reflection of her cultural confidence and a good practice of building a healthy China.

The book, *Weekly Calendar of Knowing Herbs with Picture*, has unique content, exquisite design and fine production. The herbs have been pictured in the form of traditional Chinese

painting by Mr. Zhu Xiuping, a famous Zhejiang painter, and with inscribed words by Madam Zhou. Such a combination of herbs, traditional Chinese paintings and calligraphy brings out the best from each other, making a wonderful artwork. Each painting is expatiated by vivid words to introduce the herb's taste, function and eating method, which help readers understand the form, function and health knowledge of traditional Chinese medicine in the form of painting and calligraphy art, and improvesreaders'understanding about the notion of health.The content of calendar part is also highly exquisite and attractive. By combining the processing of the 24 solar terms, guided by the traditional Chinese medical theory of"nature-man unity" "holistic perspective" and "different solutions for specific cases at different times and places", the book introduces health preservation, food therapy, and the "green" experience in various seasons. It perfectly combines pragmatism,science and art with the normal weekly calendar for easy reading and reference.

    It is a privilege to read Madam Zhou's work,and also my great honor to write the forward for her wonderful work. I hope all the readers who wish to adopt a healthy life style can benefit from this book. I firmly believe that this exquisite work integrating the Chinese medicine, health care, and fine art can help you sail a longer and more beautiful boat of health.

Wang Jiankang
Former Vice chairman of Revolutionary Committee of Zhejiang Province
Deputy Director of Standing Committee of Ningbo Municipal People's Congress
Chinese Medical Doctor

June 2022

序三

跟着周芳大姐学中医

　　初识周芳董事长是十五年前，当时业内传她白手起家创建了新芝生物，走过了非常不平凡的路，是个传奇人物，我见过的企业家不少，但如她这般温柔智慧、才貌双全还是极少数，随着与她的交往不断深入，更心生敬佩。

　　她不仅企业做得好，对传统文化也有深厚的功底，特别是对中医药养生文化的研究颇有深度。几年前，我带妈妈一起参观了她创办的易中禾仙草园，树上的铁皮石斛给我们留下了深刻印象，也对我产生了积极影响。她常说："人是一个超复杂的、整体的系统，我们一定要从整体辨证的角度来研究生命健康，所以我们要顺应自然，天人合一，任何违背自然规律的行为都要付出代价，良好的生活习惯是我们工作效率的基本保障，中医药知识给我们健康的赋能是事半功倍的。"对此，我很认同。为了让更多人认识体会系统养生的真正意义，她先后出版了《快乐养生 幸福生活》《换种活法》等系列著作。本书更有特色，直接把中医药文化与书画艺术融为一体，并且做成周历，非常适合现代人用碎片化时间了解中医药文化，将科学性、艺术性、实用性巧妙结合在一起，让读书成为一种美的享受。相信该书是各类人群都能喜闻乐见的实用书，希望更多人能受益其中。

　　让我们一起跟着周芳大姐学中医，是为序。

全国政协委员
中国农业科学院教授

Foreword 3

Meeting the Eye with Pictures and Sustaining the Life with Herbs

It was fifteen years ago when I first met Madam Zhou Fang, the chairman of the board. At that time, she started from scratch to create Scienz Biotechnology, and went through a very unusual and long journey. She is definitely a legend. I have met a lot of entrepreneurs, but few of them are as gentle and talented as Madam Zhou with both beauty and wisdom. The more I know her, the more admiration I have for her.

She has not only been doing well in managing her enterprise, but also has a solid knowledge foundation of traditional Chinese culture, especially in the domain of health from the perspective of traditional Chinese medicine. A few years ago, I went to visit her Yi Zhonghe Herb Garden with my mother. We were deeply impressed by dendrobium officinale on the tree, with a positive effect on me. Madam Zhou always says "human body is a super complex as a holistic system, so we need to study health from the holistic and dialectical perspectives. Hence, we should follow the 'law of nature' for anature-human integration, so any behavior against the 'law of nature' will pay a price. Therefore, good life habits are the basis of our work efficiency, and the knowledge of Chinese medicine can help us gain health with half of the effort". I cannot agree more with this view. To let more people understand the true meaning of holistic health, she has published many books, such as *Happ Health and Life Cultivation for Happy Life* and *Change a Living Method*. This new book, *Weekly Calendar of Knowing Herbs with Pictures*, is more exquisite. It combines the culture of Chinese herbs and the art of calligraphy and Chinese painting, and makes it into a weekly calendar, which provides the best way for modern people to learn Chinese medicine given their fragmented time. It synthesizes science, art and practice together, making reading into an enjoyable learning experience. I believe this book is a practical book for all kinds of readers to enjoy, and I hope more people can benefit from it.

Wang Jing
Member of the CPPCC National Committee
Professor of the Chinese Academy of Agricultural Sciences

序四

喜见中药科普化 中医生活化

欣闻周芳女士又有新书出版，甚是高兴。

二十多年前，我时任第一军医大学（现南方医科大学）免疫学研究所所长，在全国免疫学大会上认识了新芝生物董事长周芳女士，只知道她的主业是生命科学仪器的研发。后来才知道，她更是一个兰质蕙心、才华横溢的女书画家，所获众多荣誉、头衔，犹不胜枚举。

近年，除了继续在生命科学仪器领域耕耘外，她还参与到全民健康促进中。为了传承和发扬祖国医学之养生精华，她于十年前又创办了易中禾仙草园，倡导"让亚健康变健康，让健康人更健康"的生活理念。她先后出版了《争取活过一百岁》《生命的哲学》《快乐养生 幸福生活》《换种活法》等系列书籍，以书法为基底，融入中医和现代康养的理念和实践，产生了良好的社会影响。

本书融中华传统医药文化、中国书画、养生、科普知识为一体，可学、可看、可赏。通过识本草，学中医，让中药科普化，让中医生活化，让更多人关注健康促进，实为功德之举。

此书的出版，喜见中药科普化与中医生活化又一活灵体现，相信在引发读者对传统文化和中医药产生更浓厚兴趣的同时，他们也会为周芳女士的才华所感染！

解放军总医院国家老年疾病临床研究中心副主任
全军暨解放军总医院老年医学研究所原所长

Foreword 4

Looking Forward to the Popularization of Chinese Medicine into the Daily Life of the Society

I am extremely happy to learn about the publication of a new book by Madam Zhou Fang.

More than 20 years ago, when I was the director of the Immunology Institute of the First Military Medical University (Southern Medical University), I got to know Madam Zhou Fang, the chairman of Scienz Biotechnology, at the National Immunology Conference. At that time, I only know that her main business is about R&D in the area of life science instruments. Later I was impressed to learn that she is a talented female calligrapher and painter, who had won numerous honors and awards.

In recent years, in addition to continuing the work in the field of life science instruments, she has also been trying to promote healthy lifestyle for ordinary people. Apart from inheriting and promoting the essence of traditional Chinese medicine, she set up Yi Zhonghe Herb Garden ten years ago to advocate the idea of "turning sub-health into health and make healthy people healthier". Madam Zhou has accomplished and published several books, including *Living Longer than 100*, *the Philosophy of Life*, *Happy Health and Life Cultivation For Happy Life*, Change a Living Method, among others. Based on the art of calligraphy, she integrates the theories and practices of traditional Chinese medicine with those in modern health care, making a great social impact.

This new book, *Weekly Calendar of Knowing Herbs with Pictures*, integrates traditional Chinese medicine, Chinese painting and calligraphy, health, and scientific knowledge, thus a fine art for reading, studying and appreciating.It helps people learn about herbs and Chinese medicine. It is indeed an act of social contribution to promote traditional Chinese medicine, to make it widely known to the general public, and to get more people involved in health promotion.

I believe that this book will attract more readers who will be impressed and influenced by Madam Zhou's talents with the greater interest in the Chinese cultural traditions and particularly Chinese traditional medicine.

Professor Wang Xiaoning
Deputy director, National Geriatric Disease
Clinical Research Center
Former Director of Geriatric Research Institute
PLA General Hospital

前 言

识草学医益健康

历经三年疫情，人们对生命科学、对中医药的理解与感情随之加深，关爱生命、重视健康已成为全社会的共识。在几千年的历史长河中，历代先贤为我们留下了非常珍贵的医疗和保健的经典著作，如《黄帝内经》《本草纲目》《易经》《伤寒论》等。习近平主席指出："中医药是打开中华传统文化宝库的钥匙。"可见，管理身体、管理企业乃至管理国家的道理是相通的，所以我们的祖先把生命的学问作为基础，不为良相，就为良医。《礼记·大学》中指出"修身、齐家、治国、平天下"，我为自己有幸生长在中国，作为一名中国人而感到无比幸福与自豪。当我们有兴趣识本草，学中医，学点中国功夫、中国书法、中国膳食时，你就是一个了不起的中国人，怎么可能轻易得病呢？这就是我想编写这部《图识本草周历》的起心动念。

中医按因人、因时、因地制宜遣方用药，药食同源，此周历以因时制宜为主。我们常见的植物，许多都是中药，如柳树的皮能提取阿司匹林，柳条和柳叶能治肝病。你可能想不到，观音菩萨手中的柳条竟然是一味中药。传承、传播中医药传统文化是我们这代人的使命与担当，我们应该通过对中医药的科普，让中医药生活化，让人们对上有能力尽孝、对下有能力尽爱。随着科技的发展，我们要巧妙运用分子生物学和免疫学的技术，不断创新，开发中药标准化产品。为后人提供更加方便的标准化产品，这也是我们这代人的责任与使命。

怎样用通俗易懂的形式传播中医药文化，对大家都是一个挑战，尤其是在现代医学科学技术极速发展的今天，本书就是这方面的一个大胆尝试。我们精心选择了若干药食同源的草本，以国画的形式表现，并结合二十四节气的本草养生，形成一个整体，体现了科学严谨性与生动有趣性的统一。图画是一种人们最容易接受的语言，形象生动，见图识草，见图识药，见图学中医，乐在其中。内容和形式又融入中国传统的周历中，走进千家万户，走进日常生活，在生活中学习，在生活中应用，一页一图一文章，一日一食一学习，让健康陪伴每个人，让幸福陪伴每一天。

虽然每一棵小草都是那么轻微，但枝枝叶叶都承载、凝结着数千年中华文明的精华。图为心声，书为人愿，图识本草，怡心益身，愿每个人都做好自己健康的第一负责人，愿传统中医药文化世世代代薪火相传。

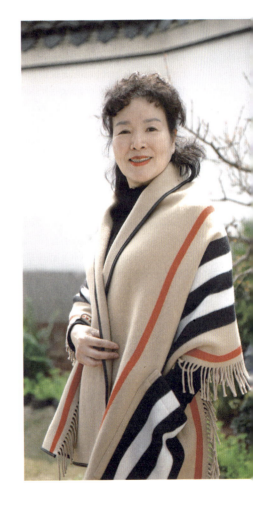

周秀

2022年6月25日

Foreword

Knowing Herbs for Healthy Life

During the COVID-19 pandemic in the past three years, people are having a better understanding and attachment to the traditional Chinese medicine and life science, therefore caring for life and health has become the consensus of the whole society. In the past history over thousands of years, our sages have left us a treasure of medical classics, such as *Huang Di Nei Jing*, *The Compendium of Materia Medica*, *The Books of Change*, *Treatise on Exogenous Febrile Disease*, among others. President Xi mentions that "the Chinese medicine is the key to the treasure case of Chinese traditional culture", and the basic principles of life management apply to the management of health, business and even government. Therefore, our ancestors regarded the knowledge of life as the most valuable foundation, and they chose to be good medical doctors if they cannot be good government officials. It is mentioned in the *Chapter of Da Xue, the Book of Rites*, that "cultivating one's morality, raising one's family, governing the country and bringing peace to the world". I am certainly fortunate to be born in China and I am so proud and happy to be a Chinese. If you are interested in learning about herbs, Chinese medicine, or Chinese Kongfu, calligraphy or traditional diet, you are already being a wise Chinese, so you are less vulnerable to all diseases. This is also the source of my inspiration for editing the book *Weekly Calendar of Knowing Herbs with Pictures*.

Many common plants are Chinese herbs. For example, aspirin can be extracted from the bark of a willow tree, and willow sticks and leaves could cure liver disease. People are often surprised that a wicker in the hands of Avalokitesvara Budhisattva is actually an ingredient of Chinese medicine. Therefore, inheriting and spreading traditional Chinese medical culture is the mission and responsibility of our generation, including making Chinese medicine a part of our daily life via spreading the knowledge, enabling people to take care of our parents and love our children. However, our generation cannot entirely reply on our ancestors' knowledge, we also need to make the best use of modern technologies. By combing the ancient wisdoms and modern technologies, we can offer standardized medicine and products to improve the quality people's life, and this is the responsibility and mission of our generation. We can use biology, molecular biology technology, ultrasonic cell wall breaking technology, vacuum freeze-drying technology, among others, to innovate and produce standardized Chinese medicines. It is known that much inflammation is associated with bacteria and viruses, which causes life inconvenience and harm the quality of life.

How to spread Chinese medical culture in an easy-to-understand way is a big challenge for all of us, especially in an era when modern sciences and technologies are rapidly advancing. For that purpose, this book is a bold attempt. We carefully present diverse herbs, which have the concomitant function of both medicine and food, in the form of traditional Chinese painting, sequentially showing them in the order of the four seasons in a process. This can simultaneously combine the rigor of science and the fun of daily life. Picture is the most acceptable language because of its rich vividness. This serves to get to know herbs in pictures, learning curing drugs in pictures, understanding the Chinese medicine in pictures, and at the same time finding enjoyment in all of the activities. We hope the book, through the traditional weekly calendar with sufficient content and interesting presentations, can go into the daily life of many households. People can learn and use the learned knowledge in their daily life. We hope each page of the book accompanies the readers during each healthy and happy day.

Every blade of grass is so slight, but it bears the essence of Chinese civilization with a history of several thousands of years. The book provides the best wishes; the pictures show the high aspirations, and the herbs bring the health to all the people. Hence, by learning herbs through pictures in the book, we hope that everyone can be more capable of taking care of his/her health, and also hope that the Chinese medical culture can be inherited from generation to generation.

Zhou Fang
2022/6/25

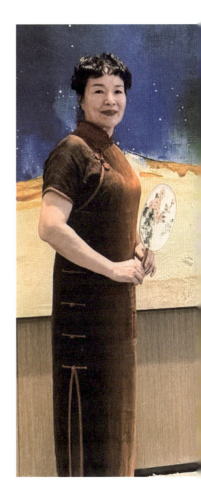

公元 2023 年

2023 年 1 月

日	一	二	三	四	五	六
1	2	3	4	5	6	7
元旦	十一	十二	十三	小寒	十五	十六
8	9	10	11	12	13	14
十七	十八	十九	二十	廿一	廿二	廿三
15	16	17	18	19	20	21
廿四	廿五	廿六	廿七	廿八	大寒	除夕
22	23	24	25	26	27	28
春节	初二	初三	初四	初五	初六	初七
29	30	31				
初八	初九	初十				

2023 年 2 月

日	一	二	三	四	五	六
			1	2	3	4
			十一	十二	十三	立春
5	6	7	8	9	10	11
元宵节	十六	十七	十八	十九	二十	廿一
12	13	14	15	16	17	18
廿二	廿三	情人节	廿五	廿六	廿七	廿八
19	20	21	22	23	24	25
雨水	二月	龙抬头	初三	初四	初五	初六
26	27	28				
初七	初八	初九				

2023 年 3 月

日	一	二	三	四	五	六
			1	2	3	4
			初十	十一	十二	十三
5	6	7	8	9	10	11
十四	惊蛰	十六	妇女节	十八	十九	二十
12	13	14	15	16	17	18
植树节	廿二	廿三	廿四	廿五	廿六	廿七
19	20	21	22	23	24	25
廿八	廿九	春分	闰二月	初二	初三	初四
26	27	28	29	30	31	
初五	初六	初七	初八	初九	初十	

2023 年 4 月

日	一	二	三	四	五	六
						1
						愚人节
2	3	4	5	6	7	8
十二	十三	十四	清明	十六	十七	十八
9	10	11	12	13	14	15
十九	二十	廿一	廿二	廿三	廿四	廿五
16	17	18	19	20	21	22
廿六	廿七	廿八	廿九	谷雨	三月	初三
23	24	25	26	27	28	29
初四	初五	初六	初七	初八	初九	初十
30						
十一						

2023 年 5 月

日	一	二	三	四	五	六
	1	2	3	4	5	6
	劳动节	十三	十四	青年节	十六	立夏
7	8	9	10	11	12	13
十八	十九	二十	廿一	廿二	廿三	廿四
14	15	16	17	18	19	20
母亲节	廿六	廿七	廿八	廿九	四月	小满
21	22	23	24	25	26	27
小满	初四	初五	初六	初七	初八	初九
28	29	30	31			
初十	十一	十二	十三			

2023 年 6 月

日	一	二	三	四	五	六
				1	2	3
				儿童节	十五	十六
4	5	6	7	8	9	10
十七	十八	芒种	二十	廿一	廿二	廿三
11	12	13	14	15	16	17
廿四	廿五	廿六	廿七	廿八	廿九	三十
18	19	20	21	22	23	24
父亲节	初二	初三	夏至	端午节	初六	初七
25	26	27	28	29	30	
初八	初九	初十	十一	十二	十三	

2023 年 7 月

日	一	二	三	四	五	六
						1
						建党节
2	3	4	5	6	7	8
十五	十六	十七	十八	十九	小暑	廿一
9	10	11	12	13	14	15
廿二	廿三	廿四	廿五	廿六	廿七	廿八
16	17	18	19	20	21	22
廿九	三十	六月	初二	初三	初四	初五
23	24	25	26	27	28	29
大暑	初七	初八	初九	初十	十一	十二
30	31					
十三	十四					

2023 年 8 月

日	一	二	三	四	五	六
		1	2	3	4	5
		建军节	十六	十七	十八	十九
6	7	8	9	10	11	12
二十	廿一	立秋	廿三	廿四	廿五	廿六
13	14	15	16	17	18	19
廿七	廿八	廿九	七月	初二	初三	初四
20	21	22	23	24	25	26
初五	初六	节夕节	处暑	初九	初十	十一
27	28	29	30	31		
十二	十三	十四	十五	十六		

2023 年 9 月

日	一	二	三	四	五	六
					1	2
					十七	十八
3	4	5	6	7	8	9
十九	二十	廿一	廿二	廿三	白露	廿五
10	11	12	13	14	15	16
教师节	廿七	廿八	廿九	三十	八月	初二
17	18	19	20	21	22	23
初三	初四	初五	初六	初七	初八	秋分
24	25	26	27	28	29	30
初十	十一	十二	十三	十四	中秋节	十六

2023 年 10 月

日	一	二	三	四	五	六
1	2	3	4	5	6	7
国庆节	十八	十九	二十	廿一	廿二	廿三
8	9	10	11	12	13	14
寒露	廿五	廿六	廿七	廿八	廿九	三十
15	16	17	18	19	20	21
九月	初二	初三	初四	初五	初六	初七
22	23	24	25	26	27	28
初八	23	霜降	十一	十二	十三	十四
29	30	31				
十五	十六	十七				

2023 年 11 月

日	一	二	三	四	五	六
			1	2	3	4
			十八	十九	二十	廿一
5	6	7	8	9	10	11
廿二	廿三	廿四	立冬	廿六	廿七	廿八
12	13	14	15	16	17	18
廿九	十月	初二	初三	初四	初五	初六
19	20	21	22	23	24	25
初七	初八	初九	小雪	十一	十二	十三
26	27	28	29	30		
十四	十五	十六	十七	十八		

2023 年 12 月

日	一	二	三	四	五	六
					1	2
					十九	二十
3	4	5	6	7	8	9
廿一	廿二	廿三	廿四	大雪	廿六	廿七
10	11	12	13	14	15	16
廿八	廿九	三十	十一月	初二	初三	初四
17	18	19	20	21	22	23
初五	初六	初七	初八	初九	冬至	十一
24	25	26	27	28	29	30
十二	圣诞节	十四	十五	十六	十七	十八
31						
十九						

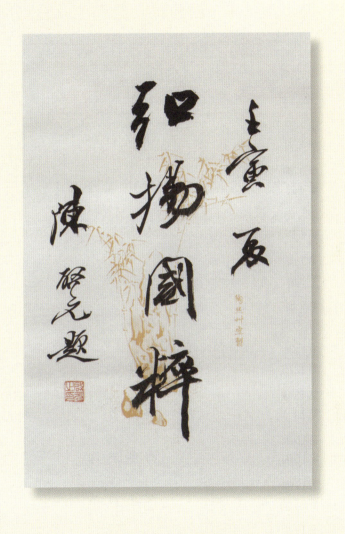

陈启元先生

宁波市书法家协会原主席

| 目录 |

2023 癸卯年

页码	周次	日期	内容
030	第1周	(1月2日-1月8日)	铁皮石斛
	第2周	(1月9日-1月15日)	
032	第3周	(1月16日-1月22日)	天山雪莲
	第4周	(1月23日-1月29日)	
036	第5周	(1月30日-2月5日)	人参
	第6周	(2月6日-2月12日)	
038	第7周	(2月13日-2月19日)	何首乌
	第8周	(2月20日-2月26日)	
042	第9周	(2月27日-3月5日)	茯苓
	第10周	(3月6日-3月12日)	
044	第11周	(3月13日-3月19日)	灵芝
	第12周	(3月20日-3月26日)	
048	第13周	(3月27日-4月2日)	肉苁蓉
	第14周	(4月3日-4月9日)	
050	第15周	(4月10日-4月16日)	海底珍珠
	第16周	(4月17日-4月23日)	
054	第17周	(4月24日-4月30日)	冬虫夏草
	第18周	(5月1日-5月7日)	
056	第19周	(5月8日-5月14日)	铁皮石斛花
	第20周	(5月15日-5月21日)	
060	第21周	(5月22日-5月28日)	百合
	第22周	(5月29日-6月4日)	
062	第23周	(6月5日-6月11日)	板蓝根
	第24周	(6月12日-6月18日)	
064	第25周	(6月19日-6月25日)	杭白菊
	第26周	(6月26日-7月2日)	

2023
癸卯年

068 /	第 27 周 (7月3日-7月9日) 第 28 周 (7月10日-7月16日)	菖 蒲
070 /	第 29 周 (7月17日-7月23日) 第 30 周 (7月24日-7月30日)	车 前 草
074 /	第 31 周 (7月31日-8月6日) 第 32 周 (8月7日-8月13日)	芙 蓉
076 /	第 33 周 (8月14日-8月20日) 第 34 周 (8月21日-8月27日)	佛 手
080 /	第 35 周 (8月28日-9月3日) 第 36 周 (9月4日-9月10日)	枸 杞
082 /	第 37 周 (9月11日-9月17日) 第 38 周 (9月18日-9月24日)	柳
086 /	第 39 周 (9月25日-10月1日) 第 40 周 (10月2日-10月8日)	荷 花
088 /	第 41 周 (10月9日-10月15日) 第 42 周 (10月16日-10月22日)	胡 萝 卜
090 /	第 43 周 (10月23日-10月29日) 第 44 周 (10月30日-11月5日)	金 线 莲
094 /	第 45 周 (11月6日-11月12日) 第 46 周 (11月13日-11月19日)	金 银 花
096 /	第 47 周 (11月20日-11月26日) 第 48 周 (11月27日-12月3日)	柠 檬
100 /	第 49 周 (12月4日-12月10日) 第 50 周 (12月11日-12月17日)	枇 杷
102 /	第 51 周 (12月18日-12月24日) 第 52 周 (12月25日-12月31日)	蒲 公 英

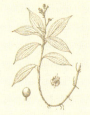
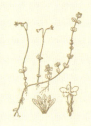
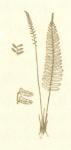

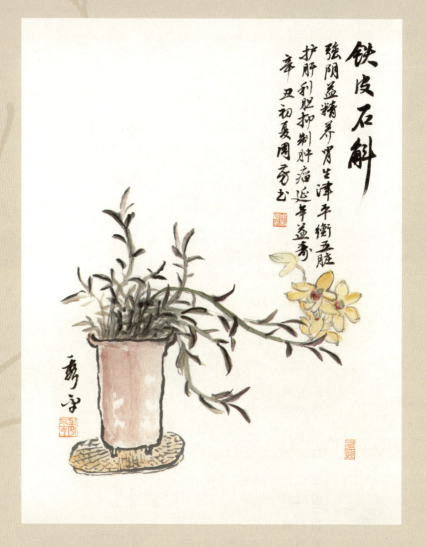

铁皮石斛

据《纲目拾遗》记载，铁皮石斛具有生津养胃、滋阴清热、润肺益肾、明目强腰的功效，可入药也可食用。铁皮石斛的吃法很多，最常见的是用干品铁皮枫斗进行煮泡，石斛粉、石斛含片使用更方便。据说秦始皇派徐福寻找的长生不老药就是铁皮石斛，武则天青春永驻的秘密中铁皮石斛也功不可没，就是因为其提取物有很好的护肤作用。

2023 癸卯年

第 1 周（1月2日-1月8日）　第 2 周（1月9日-1月15日）

January 月		
1 十一 星期日		
2 十二 星期一		
3 十三 星期二		
4 十四 星期三		
5 十五 星期四	小寒	
6 十六 星期五		
7 十七 星期六		
8 十八 星期日		

January 月		
9 十九 星期一		
10 二十 星期二		
11 廿一 星期三		
12 廿二 星期四		
13 廿三 星期五	小年	
14 廿四 星期六		
15 廿五 星期日		

· 31 ·

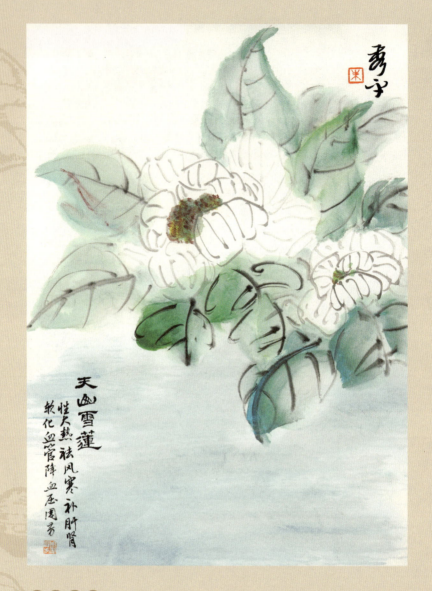

天山雪莲

据《四川中药志》记载，天山雪莲具有除寒、补血、温暖子宫、治女子月经不调及崩漏带下等功效。日常生活中食用天山雪莲时，可搭配乌鸡、甲鱼等食材做成家常药膳，也可用来泡茶、泡酒。雪莲是造物主赐给新疆的"仙物"，当地人遇到雪莲会认为是吉祥的征兆，就连雪莲苞叶上的水滴都被认为能驱邪益寿。

第 3 周（1月16日-1月22日）　第 4 周（1月23日-1月29日）

January		
16 廿五 星期一		
17 廿六 星期二		
18 廿七 星期三		
19 廿八 星期四		
20 廿九 星期五	大寒	
21 正月 星期六	除夕	
22 初一 星期日	春节	

January		
23 初二 星期一		
24 初三 星期二		
25 初四 星期三		
26 初五 星期四		
27 初六 星期五		
28 初七 星期六		
29 初八 星期日		

小寒

和暖补冬：小寒节气的到来，意味着天气非常寒冷，但还没有冷到极点。小寒分三候："一候雁北乡，二候鹊始巢，三候雉始鸲。"意思是说在小寒节气，大雁开始向北迁移，喜鹊开始筑巢，雉开始鸣叫。

本草知要：小寒时节，天气寒冷，除注意衣服保暖外，头部保暖很重要，如果只穿得暖和而不戴帽子，体热会从头部散去，所以外出时适合戴一顶帽子。涮羊肉火锅是一个不错的选择，俗语说"三九补一冬，来年无病痛"，说的就是冬令食羊肉调养身体的做法。吃糖炒栗子、烤白薯也成为小寒时尚，也可适当吃些鹌鹑肉、香菇、白萝卜、雪里蕻、土豆、胡萝卜、橘子、杏仁果、核桃、松子、麻糍及远志枣仁粥等。

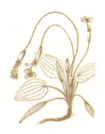

大寒

温中散寒：大寒代表天气寒冷到了极致，正值"三九"寒天，是一年中最冷的时节。大寒三候为"一候鸡始乳，二候征鸟厉疾，三候水泽腹坚"，意思是说此时可以孵小鸡了，鹰隼之类的鸟盘旋于空中寻找食物，湖泊表面的冰一直冻到水面中央了。

本草知要：大寒时节虽是由冬到春的过渡时期，但还处于冬季，起居方面仍要顺应冬季闭藏的特性，早睡晚起，多晒太阳，注意防"三寒"——防肺寒、防腰寒、防脚寒。饮食上，进补到此需要收尾，可以适当吃牛肉、羊肉、鹅肉、黄鳝、姜、枣这些偏温热性的食物，同时应逐渐适应春季舒畅、升发的特点，可适当吃些白菜、油菜、胡萝卜、菜花、菠菜、黑木耳、黑芝麻、山药、甘蔗、桂圆、红枣等味甘的食物。

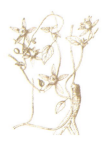

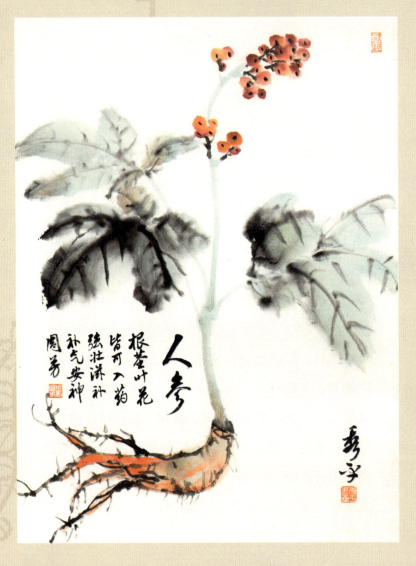

人参

据《中国药典》记载，人参可大补元气、复脉固脱、补脾益肺、生津安神，用于体虚欲脱、肢冷脉微、肺虚喘咳、久病虚羸、惊悸失眠、心力衰竭等。日常保健中，人参可炖服、嚼食、冲茶、泡酒，也可与瘦肉、小鸡、鱼等一起烹炖，以减轻苦味，滋补强身。传说有一种鸟叫"棒槌鸟"，每年到了秋季，只要循着这种鸟的叫声去找，总会找到人参。

第 5 周（1月30日-2月5日） **第 6 周**（2月6日-2月12日）

January 月	
30 初九 星期一	
31 初十 星期二	
February 月 1 十一 星期三	
2 十二 星期四	
3 十三 星期五	
4 十四 星期六	立春
5 十五 星期日	元宵节

February 月	
6 十六 星期一	
7 十七 星期二	
8 十八 星期三	
9 十九 星期四	
10 二十 星期五	
11 廿一 星期六	
12 廿二 星期日	

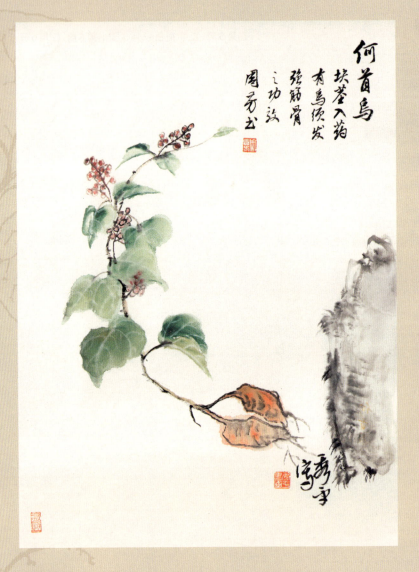

何首乌

　　据《何首乌录》记载,何首乌"主五痔,腰腹中宿疾冷气,长筋益精,能食,益气力,长肤,延年"。唐代文学家李翱写了一篇《何首乌传》,赞美了何首乌固精补肾、养发乌发的功效。作为食疗的药材,何首乌可以煮粥,跟肉类一起煲汤,还可以泡酒,对补肝益肾有良好的功效。但是,有严重肝病或脾虚泄泻的人是不太适用的。

第 7 周（2月13日-2月19日） 第 8 周（2月20日-2月26日）

February 二		
13 廿三 星期一		
14 廿四 星期二	情人节	
15 廿五 星期三		
16 廿六 星期四		
17 廿七 星期五		
18 廿八 星期六		
19 廿九 星期日	雨水	

February 二		
20 二月 星期一		
21 初二 星期二	龙抬头	
22 初三 星期三		
23 初四 星期四		
24 初五 星期五		
25 初六 星期六		
26 初七 星期日		

立春

四季顺时　本草养生

补气升阳：立，是"开始"的意思；春，代表温暖、生长。立春标志着冬季已经过去，时序开始进入春季，自然界最显著的特点是万物开始有复苏的迹象。该节气的三候分别为"一候东风解冻，二候蛰虫始振，三候鱼陟负冰"，即东风送暖大地解冻、蛰居的虫类慢慢苏醒、鱼开始到水面上游动。立春过后，天气逐渐变暖，人体内的阳气也随着春天的到来而向上、向外升发。

本草知要：人们在起居、饮食、运动、补养等方面要顺应春阳升发这一特点，注意保护阳气，早睡早起，宜食用辛、甘、微温之品，如萝卜、韭菜、香菜、虾仁、红枣、蜂蜜、大枣、花生。俗语说"百草回芽，百病引发"，春天万物萌动，也易滋生细菌，所以春天应该特别注意讲卫生。

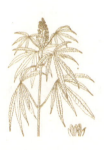

运化脾胃：雨水意味着雪渐少了，雨渐多了，但雨多以小雨或毛毛细雨为主。雨水的三候分别为"一候獭祭鱼，二候鸿雁来，三候草木萌动"，即水獭开始捕鱼、大雁开始从南方飞回北方、草木开始抽出嫩芽，从此大地渐渐呈现出一派欣欣向荣的景象。此时，北方的天气虽然不像寒冬腊月那样冷冽，但人体皮肤腠理已变得相对疏松，对风寒之邪的抵抗力有所减弱，所以还要注意"春捂"。

本草知要：雨水节气之后，降雨增多，脾脏易受寒湿之邪困扰，饮食应侧重于调养脾胃和祛风除湿，可以适当进补，宜食用大枣、菠菜、荸荠、甘蔗、茼蒿、蜂蜜及枸杞粥、银耳粥、红枣粥等。

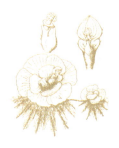

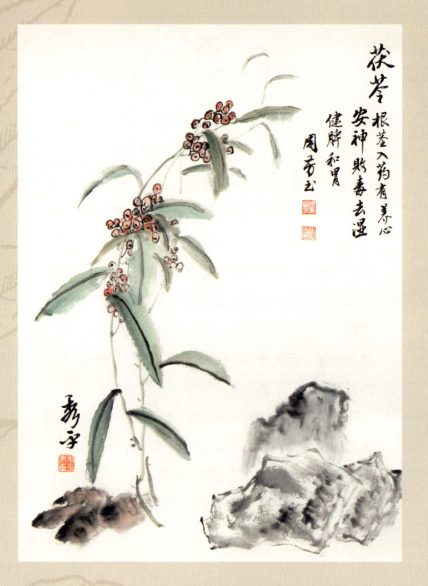

茯苓

  茯苓是传统中药,《药性论》记载它具有渗湿利水、益脾和胃、宁心安神等功效,长期科学食用可使人"除百病、润肌肤,益寿延年"。宋代大词人陆游多次在诗词中写到茯苓,一句"松根茯苓味绝珍,瓿中枸杞香动人"直白地表达了茯苓的珍贵和美味。茯苓可用水煎服,研成细粉冲泡,也可煮粥。茯苓粉与鸡蛋清混合,加水调成糊,还可当面膜外敷。

第 9 周（2月27日-3月5日） 第 10 周（3月6日-3月12日）

February 月	
27 初八 星期一	
28 初九 星期二	
March 月 1 初十 星期三	
2 十一 星期四	
3 十二 星期五	
4 十三 星期六	
5 十四 星期日	

March 月	
6 十五 星期一	惊蛰
7 十六 星期二	
8 十七 星期三	妇女节
9 十八 星期四	
10 十九 星期五	
11 廿十 星期六	
12 廿一 星期日	植树节

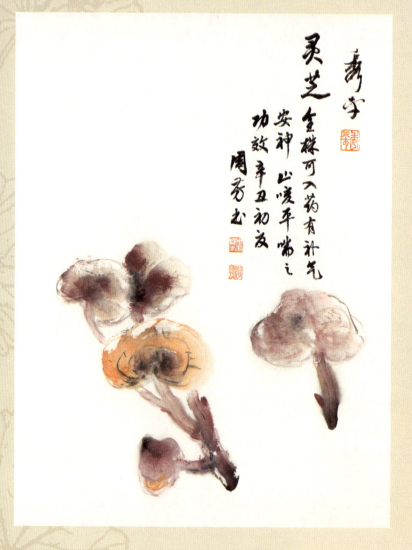

灵 芝

  据《中华本草》记载,灵芝具有补气安神、止咳平喘的功效,主治心神不宁、失眠惊悸、咳喘痰多、虚劳证等。现代科学还证明灵芝在养肝护肝方面有不凡的功效,一直被奉为"养肝第一草"。在日常保健中,最简单的食用方法就是将灵芝研磨成粉温水冲服,也可切片后泡水、煲汤、熬粥等,起到增强免疫力、抗病毒、补中益气等作用。

2023 癸卯年

第 11 周（3月13日-3月19日）　第 12 周（3月20日-3月26日）

March 月		
13 廿二 星期一		
14 廿三 星期二		
15 廿四 星期三		
16 廿五 星期四		
17 廿六 星期五		
18 廿七 星期六		
19 廿八 星期日		

March 月		
20 廿九 星期一		
21 三十 星期二	春分	
22 闰二月 星期三		
23 初二 星期四		
24 初三 星期五		
25 初四 星期六		
26 初五 星期日		

惊蛰

疏肝理气：惊蛰，意思是春雷始鸣，惊醒了蛰伏于地下过冬的动物，意味着我国大部分地区开始进入春耕时节。惊蛰有三候，"一候桃始华，二候仓庚鸣，三候鹰化为鸠"，描述的是仲春时节，桃花红、仓庚（黄鹂）叫、燕飞来的景象。中医学认为，春季人体肝气旺，是肝脏机能活动的旺盛时节，所以惊蛰养生要重视对肝脏的保养，戒暴怒、忌忧郁，保持恬静、愉悦的心态。

本草知要：多食梨子、春笋、枸杞、空心菜、水萝卜、菠菜、芹菜、瘦猪肉、鸭血等新鲜蔬菜及鸡蛋等蛋白质丰富的食物，适当吃些葱、香菜等温而发散的食物，生冷之物应少食。生梨有润肺止咳、滋阴清热的功效，民间素有"惊蛰吃梨"的说法，所以生梨可适当食用。

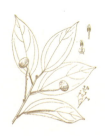

阴阳互补：春分平分了春季，代表春天已经过了一半，自然中阴阳各占一半，这天昼夜相等，各为 12 小时。春分三候为"一候玄鸟至，二候雷乃发声，三候始电"，意思是春分前后，燕子从南方飞回来，接着雷鸣会出现，下雨的时候还能看到闪电。

本草知要：春分时节，日常饮食也要遵循阴阳平衡原则，讲究"调其阴阳，不足则补，有余则泻"，此时多食春笋、黄豆芽、香椿、韭菜、菠菜、野苋菜、大枣、菊花、薄荷、樱桃、草莓、桂圆等，补充体内维生素和矿物质消耗的不足，对养生大有裨益。

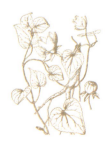

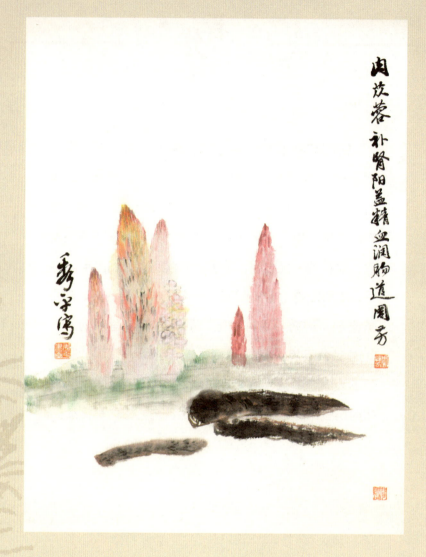

肉苁蓉

  肉苁蓉素有"沙漠人参"之美誉,药用价值极高,是传统的名贵中药材。《本草纲目》记载肉苁蓉"补而不峻,故有从容之号"。药性和缓可从容进补,因为是草本就加了个草字头,得"苁蓉"二字。干肉苁蓉可以泡水、泡茶、泡酒;新鲜的肉苁蓉可以切成片放在嘴里慢慢含服,也可以直接泡水代茶饮用,还可以炖肉、煮粥、炒菜。

第 13 周（3月27日-4月2日） 第 14 周（4月3日-4月9日）

March	
27 初六 星期一	
28 初七 星期二	
29 初八 星期三	
30 初九 星期四	
31 初十 星期五	
April	
1 十一 星期六	愚人节
2 十二 星期日	

April	
3 十三 星期一	
4 十四 星期二	
5 十五 星期三	清明
6 十六 星期四	
7 十七 星期五	
8 十八 星期六	
9 十九 星期日	

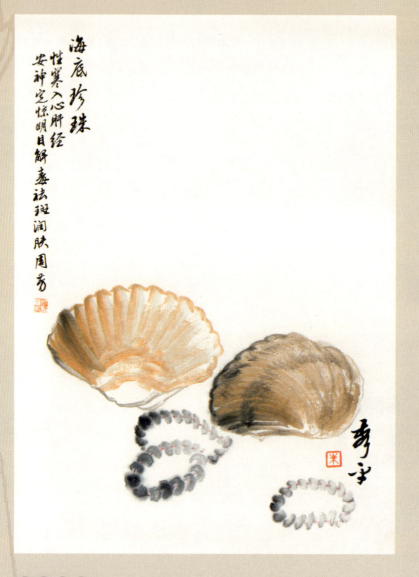

海底珍珠

据《本草汇言》记载：珍珠可以"镇心、定志、安魂，解结毒、化恶疮、收内溃破烂"。现代研究还表明珍珠在提高人体免疫力、延缓衰老、祛斑美白、补充钙质等方面也有独特的功效。珍珠被制成珍珠粉后，可以食用，一般是水冲内服，也可用来做面膜，还可跟乳液调和涂抹全身。海底珍珠不是植物，但人们把它排在九大仙草之列，大概是想告诉世人，它和仙草一样神奇与珍贵吧。

第 15 周（4月10日-4月16日） 第 16 周（4月17日-4月23日）

April 四月		
10 二十 星期一		
11 廿一 星期二		
12 廿二 星期三		
13 廿三 星期四		
14 廿四 星期五		
15 廿五 星期六		
16 廿六 星期日		

April 四月		
17 廿七 星期一		
18 廿八 星期二		
19 廿九 星期三		
20 初一 星期四	谷雨	
21 初二 星期五		
22 初三 星期六		
23 初四 星期日		

清明

养血平肝：清明既是节气，又是节日。清明节气，气清景明，春耕时宜；清明节日，扫墓祭祖，慎终追远。清明有三候，"一候桐始华，二候田鼠化为鴽，三候虹始见"，即清明来到，白桐花开了，喜爱阳气的鸟儿开始出来活动，雨后彩虹出现。此时阳光明媚、百花盛开，自然界呈现一派生机勃勃的景象。

本草知要：春季肝气旺盛，食酸易致肝气更旺，故宜清补，食甘减酸，温润阳气，如银耳、桂圆、莲子、百合、荠菜等。脾胃虚弱者少吃性寒食物，以防阳气生发受阻。清明时节，天气转暖，适合户外踏青，但细菌、病毒也易滋生，故外出应戴口罩、勤洗手、保持社交距离，防止病从口入。

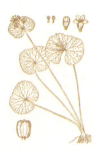

祛湿辟邪：谷雨是春季的最后一个节气，谷雨取自"雨生百谷"之意，此时降水明显增加，有利于谷类作物茁壮成长。谷雨分三候，"一候萍始生，二候鸣鸠拂其羽，三候为戴胜降于桑"，是说谷雨后浮萍开始生长，接着布谷鸟提醒人们播种，然后桑树上可以见到戴胜鸟。

本草知要：谷雨过后降雨增多，空气湿度加大，要特别注意防止湿邪侵袭伤身，不要像夏天一样穿衣服，否则湿气、寒气很容易从裸露的部位进入体内，要加强保暖、多晒太阳、适当运动。如果湿邪侵入，饮食中可增加一些利水祛湿的食物，如香椿、燕麦、菠菜、蕨菜、黄豆芽、水芹菜、香菜、芒果、乌米饭。

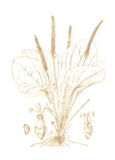

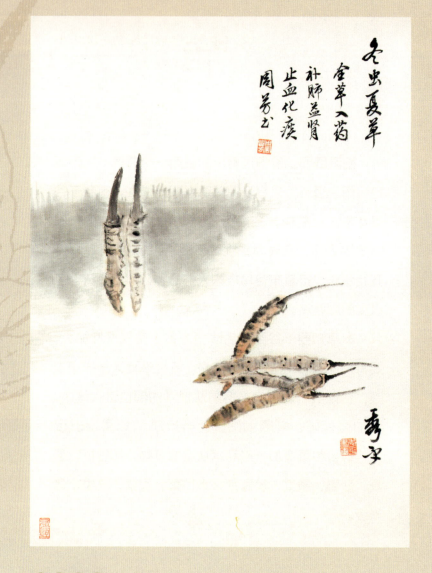

冬虫夏草

  冬虫夏草又名虫草，是一种名贵的滋补药材，《本草从新》记载它具有补肾益肺、止血化痰的功效，主治腰膝酸痛、久咳虚喘、劳嗽痰血，可入药也可食用。冬虫夏草可以煮水喝，可以与肉类炖着吃，还可以与粳米一起煮粥。据说武则天年老肺虚，咳嗽不止，吃了御膳房做的"虫草炖鸭"，慢慢就恢复了健康。

第 17 周（4月24日-4月30日）　第 18 周（5月1日-5月7日）

April 四月	
24 初五 星期一	
25 初六 星期二	
26 初七 星期三	
27 初八 星期四	
28 初九 星期五	
29 初十 星期六	
30 十一 星期日	

May 五月	
1 十二 星期一	劳动节
2 十三 星期二	
3 十四 星期三	
4 十五 星期四	青年节
5 十六 星期五	
6 十七 星期六	立夏
7 十八 星期日	

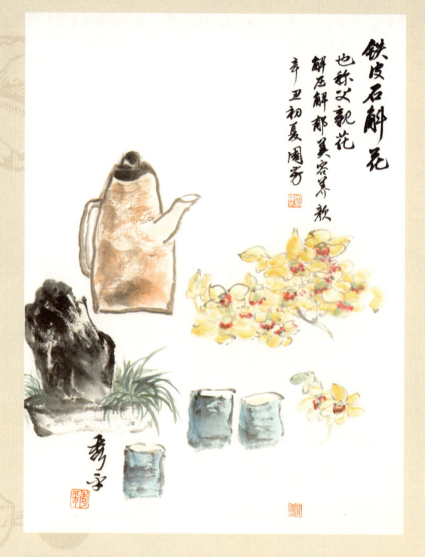

铁皮石斛花

　　铁皮石斛花最显著的功效是解郁。据史书记载其"气清香,味轻清,善疏达""轻扬宜畅,善走上焦""温和养胃,能解郁"。用石斛花泡水喝,不仅口感好,保健功效也强,能缓解压力、烦躁、抑郁等症状,使人心情开朗。铁皮石斛花具有秉性刚强、祥和可亲的气质,每年 6 月父亲节前开花,也称"父亲花"。

2023 癸卯年

第 19 周（5月8日-5月14日）　第 20 周（5月15日-5月21日）

May 五月	
8 十九 星期一	
9 二十 星期二	
10 廿一 星期三	
11 廿二 星期四	
12 廿三 星期五	
13 廿四 星期六	
14 廿五 星期日	母亲节

May 五月	
15 廿六 星期一	
16 廿七 星期二	
17 廿八 星期三	
18 廿九 星期四	
19 四月 星期五	
20 初二 星期六	
21 初三 星期日	小满

立夏

清心益气：立夏是夏季的第一个节气，立夏意味着春天结束、夏天开始，标志着万物进入生长旺季的时节。立夏三候为，"一候蝼蝈鸣，二候蚯蚓出，三候王瓜生"，说的是先听到蝼蝈鸣叫，接着看到蚯蚓掘土，然后王瓜的蔓藤开始快速攀爬生长。立夏后，日照增加，气温渐升，雷雨增多。根据传统医学理论，夏季宜养心，首先要神清气和、心情愉快，切忌暴喜、伤心。

本草知要：饮食上可多吃豆制品、鸡肉、瘦肉、章鱼、莲藕、莴苣、豌豆、大枣、鸭蛋、蜂蜜、葡萄及粗粮，为安度酷暑做准备，达到"正气充足，邪不可干"的境界。

四季顺时

本草养生

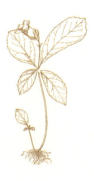

小满

四季顺时　本草养生

清利温热：时至小满，我国南方地区雨水渐盛，江河渐满；北方地区麦类等夏熟作物籽粒开始饱满，但还没有成熟。小满三候为，"一候苦菜秀，二候靡草死，三候麦秋至"，是说小满节气后，苦菜开始枝叶繁茂，之后一些枝条细软的草类在强烈的阳光下开始枯死，接着麦子开始成熟。

本草知要：小满后天气炎热，出汗较多，雨水也较多，饮食宜清爽、清淡，可吃具有清利湿热、养阴作用的食物，如鲍鱼、鲫鱼、草鱼、鸭肉、扁豆、马齿苋、苦瓜、枸杞苗、苦菜、绿豆、冬瓜、黄瓜、黄花菜、西瓜等；少食甘肥滋腻、生湿助湿、酸涩辛辣的食物，如生葱、生蒜、生姜、茴香、韭菜、茄子、蘑菇、海鱼、虾、蟹及牛、羊、狗、鹅肉类等。起居应当顺应夏季阳消阴长的规律，早起晚睡，但要保证睡眠时间。

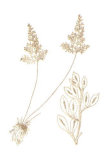

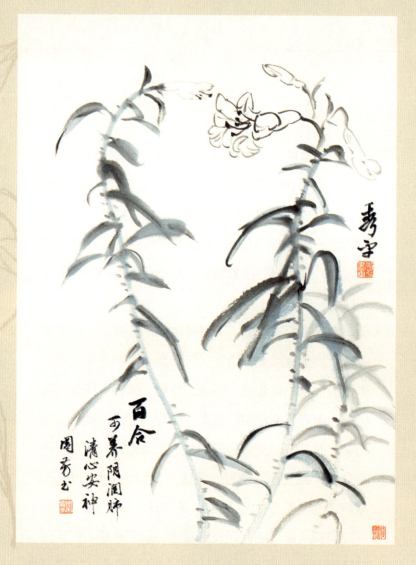

百 合

　　百合是一种保健食品,也是一味常用中药,同时具有观赏价值。百合的鲜花含芳香油,可做香料;鳞茎含丰富的淀粉,是一种名贵食品,也可入药,《神农本草经》记载其具有润肺止咳、清心安神、清热利尿等功效。百合可以用来煮水饮、煮百合糖水、煮百合粥、蒸鸡蛋羹、煲肉汤等。百合的鳞茎由许多白色鳞片层环抱而成,状如莲花,因而取"百年好合"之意命名。

第 21 周（5月22日-5月28日）　**第 22 周**（5月29日-6月4日）

May	
22 初四 星期一	
23 初五 星期二	
24 初六 星期三	
25 初七 星期四	
26 初八 星期五	
27 初九 星期六	
28 初十 星期日	

May	
29 十一 星期一	
30 十二 星期二	
31 十三 星期三	
June	
1 廿二 星期四	儿童节
2 十五 星期五	
3 十六 星期六	
4 十七 星期日	

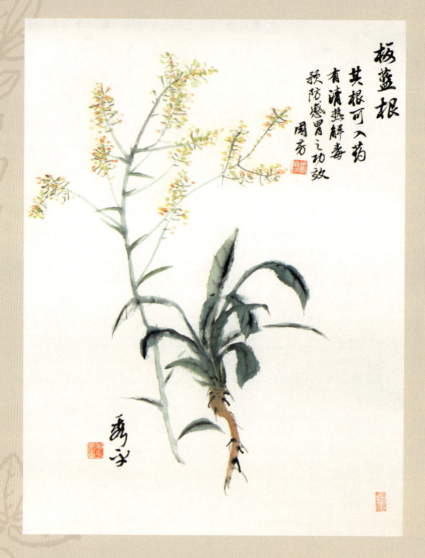

板蓝根

　　板蓝根是一种大家熟知的中药材,《中药志》记载它具有清热解毒、凉血利咽的功效,也可食用。日常保健中,可用沸水冲泡代茶饮,也可与猪腱子、大枣等一起炖汤,还可与竹叶、莲子心、糯米一起煮粥,清热解毒,预防流行性肝炎,增强免疫力。传说神农氏上山尝百草,如果遇到中毒的情况,就会用随身携带的一味草药来解毒,此草就是板蓝根。

2023 癸卯年

第23周（6月5日-6月11日）　**第24周**（6月12日-6月18日）

June 6月		
5 十八 星期一		
6 十九 星期二	芒种	
7 二十 星期三		
8 廿一 星期四		
9 廿二 星期五		
10 廿三 星期六		
11 廿四 星期日		

June 6月		
12 廿五 星期一		
13 廿六 星期二		
14 廿七 星期三		
15 廿八 星期四		
16 廿九 星期五		
17 三十 星期六		
18 五月 星期日	父亲节	

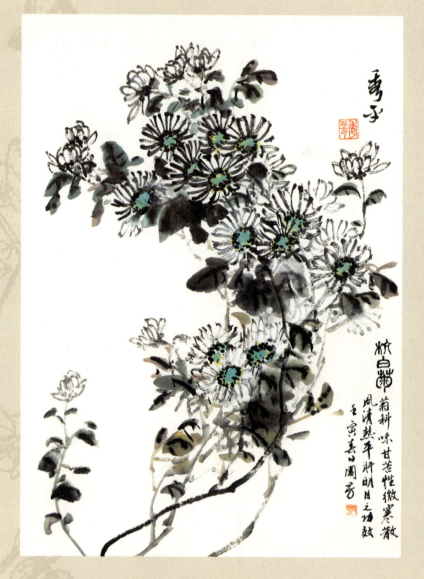

杭白菊

　　杭白菊是浙江八大名药材"浙八味"之一，也是菊花茶中最好的一个品种。经现代药理学证明，杭白菊具有止痢、消炎、明目、降压、降脂、强身等作用。用杭白菊泡茶，味微甘而清香，不仅口感好，更可散风祛热、清肝明目、解毒消炎。用菊汤沐浴，还可以去痒爽身、护肤美容。

第 25 周（6月19日-6月25日）　第 26 周（6月26日-7月2日）

June 六月		
19 初二 星期一		
20 初三 星期二		
21 初四 星期三	夏至	
22 初五 星期四	端午节	
23 初六 星期五		
24 初七 星期六		
25 初八 星期日		

June 六月		
26 初九 星期一		
27 初十 星期二		
28 十一 星期三		
29 十二 星期四		
30 十三 星期五		
July 七月 1 十四 星期六	建党节	
2 十五 星期日		

养精滋心：芒种时节气温显著升高、雨量充沛，适宜晚稻等谷类作物种植，也是北方收麦之时。芒种是一个耕种忙碌的节气，民间也称"忙种"。芒种三候为，"一候螳螂生，二候䴗始鸣，三候反舌无声"，意思是螳螂卵生出小螳螂，喜阴的伯劳鸟开始鸣叫，反舌鸟却慢慢停止鸣叫。夏季养心，芒种的养生重点在于精神调养，即保持轻松、愉快的心情，不要恼怒忧郁，要让气机得以宣畅、通泄。

本草知要：芒种时节，昼长夜短，宜晚睡早起，为了保证充足的睡眠，中午小憩一会儿是很有必要的。此时天气炎热，高温潮湿，饮食宜以清淡为主，可多食西红柿、鸡蛋、苦瓜、香菇、赤小豆、薏苡仁、莲藕、茼蒿、黄瓜、西瓜。

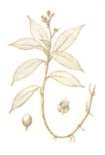

夏至

消暑排毒：夏至是盛夏的起点，意味着之后的一段时间内天气将会越来越热。夏至这天是北半球一年中白天最长夜晚最短的一天。气温高、湿度大、不时出现雷阵雨，是夏至后天气的特点。夏至三候为，"一候鹿角解，二候蝉始鸣，三候半夏生"，意思是阳性的鹿角开始脱落，雄性的知了鼓翼而鸣，喜阴的半夏开始出现。

本草知要：夏至时节，正是江淮一带的梅雨季节，在这样阴雨连绵的天气里，器物容易发霉，人体也觉得不舒服，蚊虫繁殖速度快，肠道性病菌容易滋生，这时尽量不喝生水，不吃生冷食物，防止传染病的发生和传播。宜晚睡早起，中午可以打个盹。饮食宜清淡，如鸭肉、鸡肉、鲫鱼、番茄、茄子、芹菜、芦笋、莲藕、绿豆、豆腐、豆芽、西瓜、梨、苹果，多吃点像苦瓜这种带苦味的食物，还可用清补凉汤、凉茶、酸梅汤来避暑，运动宜选择在清晨或傍晚凉爽时进行。

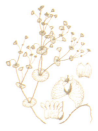

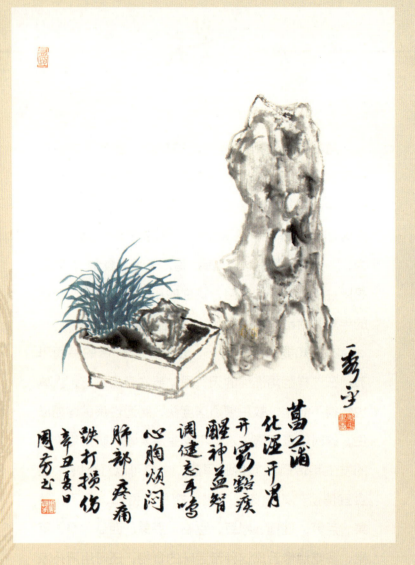

菖 蒲

  据《神农本草经》记载,菖蒲能"开心孔,久服轻身,不忘,不迷惑",《名医别录》记载菖蒲"益心智,高志不老",《太平御览》说"菖蒲放花,人得食之,长年"。菖蒲不仅是一种药材,也可食用。日常保健中,菖蒲一般用来泡酒、熬汤。菖蒲还可以提取芳香油,是中国传统文化中可防疫驱邪的灵草,端午节家家户户门上挂菖蒲,相沿成习,遂成端午风俗。

2023 癸卯年　　　　　第 27 周（7月3日-7月9日）　第 28 周（7月10日-7月16日）

July 七月		
3 十六 星期一		
4 十七 星期二		
5 十八 星期三		
6 十九 星期四		
7 二十 星期五	小暑	
8 廿一 星期六		
9 廿二 星期日		

July 七月		
10 廿三 星期一		
11 廿四 星期二		
12 廿五 星期三		
13 廿六 星期四		
14 廿七 星期五		
15 廿八 星期六		
16 廿九 星期日		

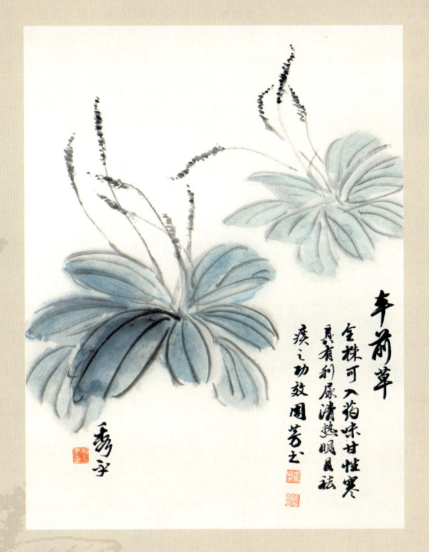

车前草

  据《神农本草经》记载，车前草全草可药用，具有利尿、清热、明目、祛痰等功效。四五月间采摘幼苗，沸水煮后，可凉拌、蘸酱、炒食、做馅、做汤或和面蒸食，不仅是一道美味，还能起到保健作用。据说唐代诗人张籍患眼疾快要失明，韩愈寄车前草治好了他的眼疾，他写下"开洲五月车前子，做药人皆道有神"表示感恩。

2023 癸卯年　　　第 29 周（7月17日-7月23日）　第 30 周（7月24日-7月30日）

July	
17 三十 星期一	
18 六月 星期二	
19 初二 星期三	
20 初三 星期四	
21 初四 星期五	
22 初五 星期六	
23 初六 星期日	大暑

July	
24 初七 星期一	
25 初八 星期二	
26 初九 星期三	
27 初十 星期四	
28 十一 星期五	
29 十二 星期六	
30 十三 星期日	

小暑

清凉淡暑：从小暑开始进入伏天，小暑为小热，还不十分热，我国多地自小暑起进入雷暴最多的时节，也是万物狂长的时节。小暑三候为，"一候温风至，二候蟋蟀居宇，三候鹰始鸷"，说的是小暑时节风中都带着热浪，蟋蟀到庭院的墙角下避暑，老鹰因地面气温太高而在清凉的高空活动。

本草知要：小暑时节天气炎热，人体消耗大，所谓"无病三分虚"，人会感到精神疲惫，所以要少动多静，可以到大自然中去散步、赏景，也可以在室内读书习字、品茶吟诗。特别是要心静，心静自然凉。饮食应以清淡为主，如莲藕粥、荷叶粥，多食绿叶菜及苦瓜、绿豆芽、丝瓜、南瓜、黄瓜等，水果以西瓜、杨梅为好。

四季顺时

本草养生

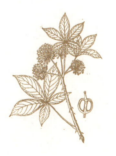

大暑

四季顺时 / 本草养生

祛暑扶正：大暑是夏季最后一个节气，正值三伏天的中伏前后，是一年中最热的时候，湿热交蒸在此时达到顶点。大暑三候为，"一候腐草为萤，二候土润溽暑，三候大雨时行"，说的是每到大暑时节，经常可以看到萤火虫在腐草败叶上寻找食物，水稻等喜水作物生长良好，大雨随时都会落下。

本草知要：大暑时节天气最热、湿气最重，养生保健重在防暑和祛湿。民间素有三伏天喝伏茶的习俗，这种用金银花、夏枯草、甘草等十多味中草药煮成的茶水，有清凉祛暑的作用。三伏贴也是三伏天一种特殊的治病方法，它根据中医"冬病夏治"理论，将中药直接贴敷于穴位，对冬季易发作的支气管哮喘、肺气肿、过敏性鼻炎等进行扶正培本治疗，以鼓舞正气，达到防治疾病的目的。饮食应以清淡为主，如冬瓜、生姜、丝瓜、西兰花、茄子、黄瓜、鸡、鸭、绿豆汤、莲子百合粥。

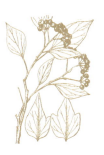

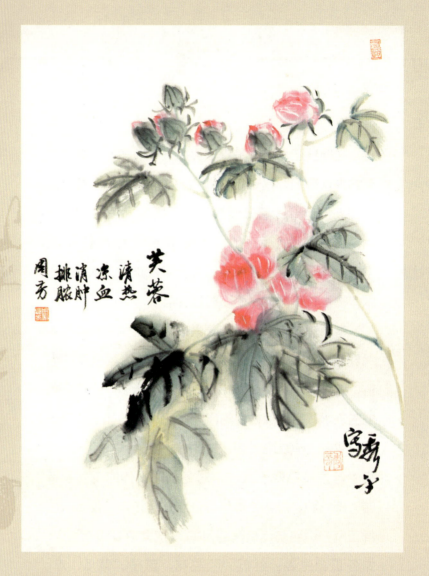

芙 蓉

  据史书记载,芙蓉的花、叶均可入药,具有清热解毒、消肿排脓、凉血止血的功效。芙蓉花除了可以泡茶外,还可与鸡肉一起炒成菜,与竹笋一起做成羹,与粳米一起煮成粥等。五代后蜀皇帝孟昶的妃子喜爱芙蓉花,孟昶就让人在成都种满芙蓉,成都也就有了"芙蓉城"的美称。

第 31 周（7月31日-8月6日）　第 32 周（8月7日-8月13日）

July 七月		
31 十四 星期一		
August 八月		
1 十五 星期二	建军节	
2 十六 星期三		
3 十七 星期四		
4 十八 星期五		
5 十九 星期六		
6 二十 星期日		

August 八月		
7 廿一 星期一		
8 廿二 星期二	立秋	
9 廿三 星期三		
10 廿四 星期四		
11 廿五 星期五		
12 廿六 星期六		
13 廿七 星期日		

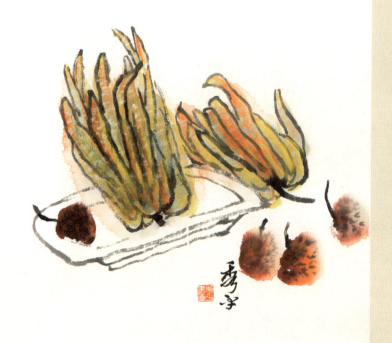

佛手

　　现代药理学研究表明，佛手具有抗抑郁、消炎、杀菌、抗肿瘤、降血压、延缓衰老等作用。《本草纲目》记载："佛手主治下气，煮酒饮，治痰多咳嗽；煮汤，治心下气痛。"佛手的食用方法也是多样的，一般可与玫瑰花一起泡茶，与粳米一起煮粥，与荷叶、排骨一起蒸食等。佛手的果实色泽金黄，形状似手，让人感到妙趣横生，佛手的名字也由此而来。

2023 癸卯年　　　　第 **33** 周（8月14日-8月20日）　第 **34** 周（8月21日-8月27日）

August 分	
14 廿八 星期一	
15 廿九 星期二	
16 七月 星期三	
17 初二 星期四	
18 初三 星期五	
19 初四 星期六	
20 初五 星期日	

August 分	
21 初六 星期一	
22 初七 星期二	七夕节
23 初八 星期三	处暑
24 初九 星期四	
25 初十 星期五	
26 十一 星期六	
27 十二 星期日	

立秋

津阴舒肺：立秋代表时序进入秋天，但并不意味着酷热天气结束，初秋期间天气仍然很热。立秋三候为，"一候凉风至，二候白露生，三候寒蝉鸣"，意思是说立秋过后，人们会感到风的凉爽，早晨会有雾气产生，寒蝉也开始鸣叫。

本草知要：立秋时节，自然界中阳气渐收、阴气渐长，也是人体阴阳代谢出现阳消阴长的过渡时期，此时养生要顺应四时，遵循"春生夏长，秋收冬藏"的自然规律，凡精神情志、饮食起居、运动锻炼，皆以养收为原则。中医学认为秋季最适合养肺，所以饮食上应吃些生津养阴、滋润多汁的食物，如梨、甘蔗、葡萄、猕猴桃、银耳、百合、莲藕、白萝卜、牛肉、猪肝、燕窝，少吃辛辣、煎炸食品。"贴秋膘"也不要过多地进补温热性食物，如羊肉、狗肉、人参、鹿茸、肉桂等，否则极易加重秋燥。

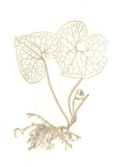

蓄水润燥：处暑意为"出暑"，意味着酷热难熬的天气快要结束了，天气开始由炎热向凉爽过渡。处暑三候为，"一候鹰乃祭鸟，二候天地始肃，三候禾乃登"，说的是处暑期间老鹰开始大量捕猎鸟类，接着万物开始凋零，五谷丰登。

本草知要：处暑时节，白天气温仍然很高，但早晚温度低，温差较大，大家应预防感冒。人的机体也容易出现疲惫感，产生"秋乏"，所以要早睡早起，避免熬夜，保证充足睡眠。饮食宜清淡，多吃百合、银耳、山药、苦瓜、西红柿、茄子、土豆、苹果、菠萝、葡萄、梨、鸭肉、龙眼肉、茶、酸梅汤等滋润性食物，预防秋燥。铁皮石斛也是不错的选择。

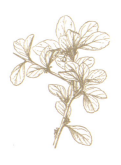

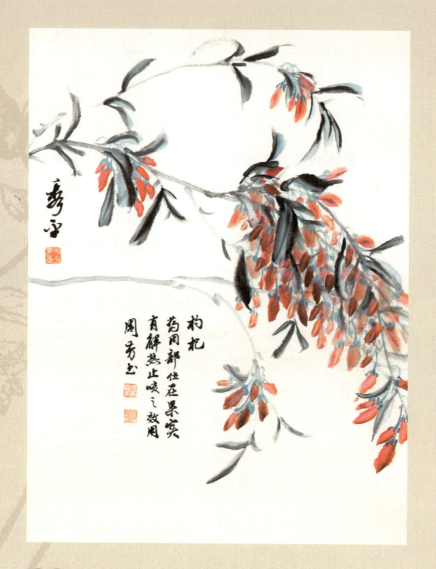

枸 杞

据《药性论》记载，枸杞含有多种维生素和大量的胡萝卜素，可以滋肝、明目、养血，还能提高身体免疫力，是一种药食同源的食物。枸杞可以单独泡水喝，也可以直接嚼着吃，还可以搭配菊花、薏苡仁、黄芪、龙眼、人参、桑葚、大枣等天然养生食材泡水代茶、煮粥、煲汤等。"想要眼睛亮，常喝枸杞汤。"这是我们的祖先千百年来总结的生活智慧。

第 35 周（8月28日-9月3日）　第 36 周（9月4日-9月10日）

August 八月	
28 十三 星期一	
29 十四 星期二	
30 十五 星期三	
31 十六 星期四	
September 九月 1 十七 星期五	
2 十八 星期六	
3 十九 星期日	

September 九月	
4 二十 星期一	
5 廿一 星期二	
6 廿二 星期三	
7 廿三 星期四	
8 廿四 星期五	白露
9 廿五 星期六	
10 廿六 星期日	教师节

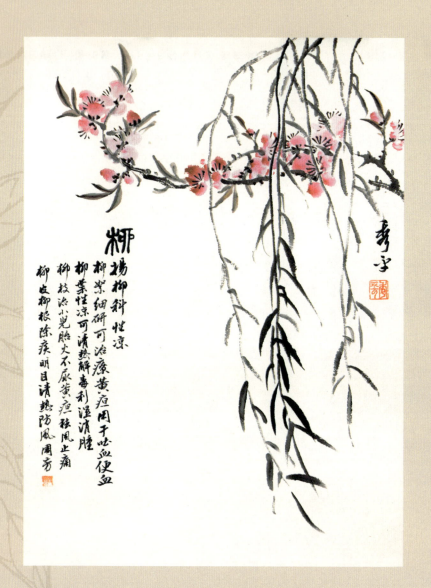

柳

据《神农本草经》记载，柳之根、皮、枝、叶均可入药，有祛痰明目、清热解毒、利尿防风之效。柳芽还可泡茶、可食用。泡茶要选用刚萌出的嫩芽晒干，然后同茶叶一起用开水冲泡。食用时可凉拌，也可拌在饭里或和面蒸食。"柳"与"留"音近，古人送别友人时，常以"折柳"表达恋恋不舍的离别之情。

第 37 周（9月11日-9月17日）　　第 38 周（9月18日-9月24日）

September

- 11 廿七 星期一
- 12 廿八 星期二
- 13 廿九 星期三
- 14 三十 星期四
- 15 八月 星期五
- 16 初二 星期六
- 17 初三 星期日

September

- 18 初四 星期一
- 19 初五 星期二
- 20 初六 星期三
- 21 初七 星期四
- 22 初八 星期五
- 23 初九 星期六　秋分
- 24 初十 星期日

白露

宣肺益气：白露的到来，意味着暑天的闷热基本结束，天气渐渐转凉，寒生露凝。白露三候为，"一候鸿雁来，二候玄鸟归，三候群鸟养羞"，意思是说在这个节气，鸿雁南飞，燕子也飞去南方，百鸟开始贮存粮食以备过冬。

本草知要：白露时节，早晚温差较大，要及时添减衣服。"春捂秋冻"是一条经典的养生保健要诀，当然"秋冻"并非人人皆宜。这个节气中还要避免鼻腔疾病、哮喘病和支气管病的发生，饮食应以生津润肺为主，宜多吃雪梨、甘蔗、柿子、马蹄、银耳、苹果、萝卜、百合、山药、芥蓝、菠菜、绿菜花、南瓜、红萝、蜂蜜、乌鸡、龟肉、鸭蛋、老鸭汤等。

四季顺时　　本草养生

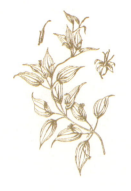

调和阴阳：秋分意味着秋季已经过了一半。秋分这天，全球各地昼夜时长相等，各为12小时。秋分过后，气温降低的速度明显加快，所谓"白露秋分夜，一夜冷一夜"。秋分三候为，"一候雷始收声，二候蛰虫坯户，三候水始涸"，说的是秋分后不再打雷，蛰居的小虫开始藏入穴中，一些沼泽和水洼开始干涸。

本草知要：秋分之前，秋燥多为温燥；秋分之后，寒凉渐重，多出现凉燥。防止凉燥，锻炼尤为重要，可练吐纳功、叩齿咽津润燥功等。饮食上应多喝水，吃清润、温润的食物，如芝麻、核桃、糯米、蜂蜜、乳品、梨、西红柿、栗子、黑木耳、柿子、香菇、腰果、南瓜、莲藕等，起到滋阴润肺、养阴生津的作用。

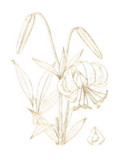

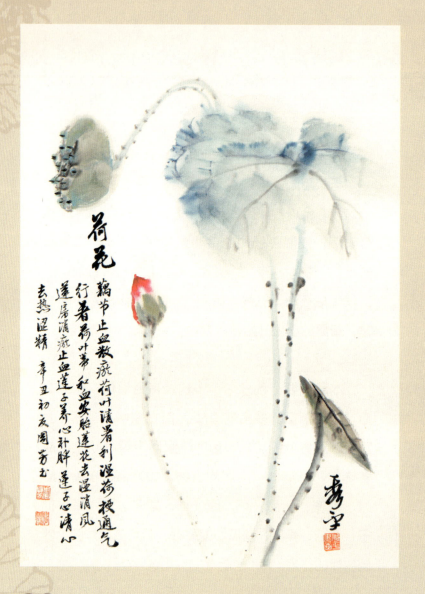

荷 花

据《本草纲目》记载,荷花全身是宝,藕和莲子能食用,莲子、根茎、藕节、荷叶、花等都可入药,具有活血止血、清心凉血、解热解毒、清暑利湿等功效。食用时可做莲子粥、荷叶粥,也可用藕片炒肉、用荷叶蒸肉等。荷叶还可以泡水代茶饮。古时候人们将农历六月二十四定为"荷花生日",赞颂荷花的诗词文赋更是不胜枚举,足见人们对荷花的喜爱。

第 39 周（9月25日-10月1日） **第 40 周**（10月2日-10月8日）

September 九月		
25 十一 星期一		
26 十二 星期二		
27 十三 星期三		
28 十四 星期四		
29 十五 星期五	中秋节	
30 十六 星期六		
October 十月 1 十七 星期日	国庆节	

October 十月		
2 十八 星期一		
3 十九 星期二		
4 二十 星期三		
5 廿一 星期四		
6 廿二 星期五		
7 廿三 星期六		
8 廿四 星期日	寒露	

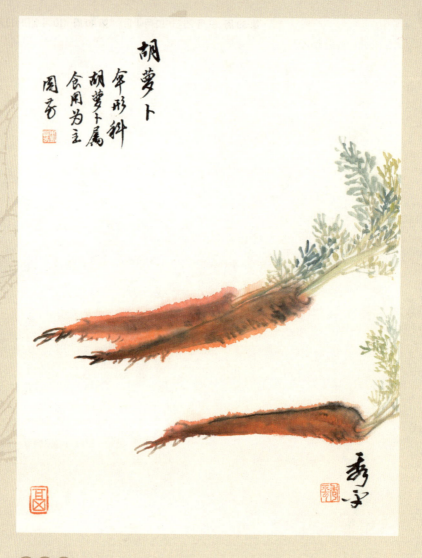

胡萝卜

据《日用本草》记载，胡萝卜具有健脾、化滞之功效，主治消化不良、久痢、咳嗽。胡萝卜营养丰富，含有多种胡萝卜素、维生素及微量元素，被称作"平民人参"，是一种常见蔬菜。食用时可凉拌、可炒熟，也可与肉类或其他食材搭配一起吃，还可榨成胡萝卜汁来喝。实践表明，长期科学饮用胡萝卜汁，可预防夜盲症、眼干燥症，使皮肤丰润、斑点消除、头发秀美。

第 41 周（10月9日-10月15日） 第 42 周（10月16日-10月22日）

October	
9 廿五 星期一	
10 廿六 星期二	
11 廿七 星期三	
12 廿八 星期四	
13 廿九 星期五	
14 三十 星期六	
15 九月 星期日	

October	
16 初二 星期一	
17 初三 星期二	
18 初四 星期三	
19 初五 星期四	
20 初六 星期五	
21 初七 星期六	
22 初八 星期日	

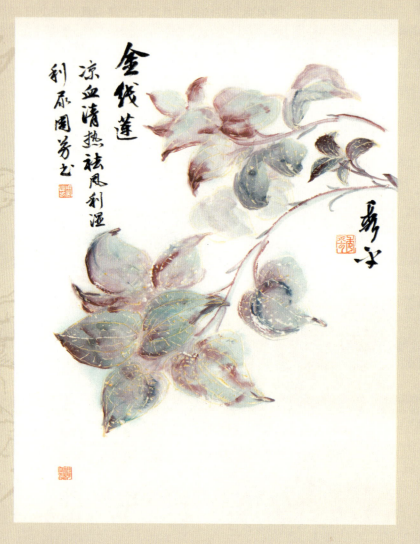

金线莲

据《中华本草》记载，金线莲全草均可入药，具有清热凉血、祛风利湿、强心利尿、固肾平肝的功效，也可以食用。金线莲可泡水饮用，也可用来炖鸡汤、炖排骨汤、炖鲍鱼汤、炖鸽子汤等，用金线莲制作的茶被称作"禅茶"。神奇的是，鸟兽也用金线莲治病。

2023 癸卯年　　第 43 周（10月23日-10月29日）　第 44 周（10月30日-11月5日）

October 月		
23 初九 星期一	重阳节	
24 初十 星期二	霜降	
25 十一 星期三		
26 十二 星期四		
27 十三 星期五		
28 十四 星期六		
29 十五 星期日		

October 月	
30 十六 星期一	
31 十七 星期二	
November 月 1 十八 星期三	
2 十九 星期四	
3 二十 星期五	
4 廿一 星期六	
5 廿二 星期日	

护阴舒阳：寒露时节，我国南方秋意渐浓，少雨干燥；北方即将从深秋进入冬季。寒露分三候，"一候鸿雁来宾，二候雀入大水为蛤，三候菊有黄华"。意思是此节气期间，鸿雁大举南迁，海边出现蛤蜊，菊花普遍开放。"霜叶红于二月花"说的也是这个季节。

本草知要：寒露的起居原则是早睡早起，早睡有利于阴精收藏，早起能顺应阳气舒张。古语有"白露身不露，寒露脚不露"的说法，这是告诉大家，寒露后"秋冻"的日子已经结束，防寒保暖很重要，尤其要注重足部的保暖。饮食上不要盲目地喝凉茶降火，适当多吃一些滋阴润燥的食物，如梨、柿子、荸荠、香蕉、苹果、胡萝卜、冬瓜、莲子、山药、鸭肉、鱼肉、糯米粥、黄精粥。

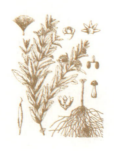

霜降

蓄阳滋肾：霜降不是说要"降霜"了，而是表示气温骤降、昼夜温差最大。霜降分三候，"一候豺乃祭兽，二候草木黄落，三候蜇虫咸俯"。意思是此时豺这类动物开始捕获猎物准备过冬，树叶枯黄掉落，冬眠动物进入冬眠状态。

本草知要：谚语"一年补透透，不如补霜降"说的就是霜降进补的重要性。霜降时节的养生首先要重视保暖，特别是老年人极易患上"老寒腿"的毛病，所以要及时增添衣服，避免湿邪、寒邪入侵，最好养成睡前热水泡脚的习惯。其次要防秋燥，可适当加大运动量。饮食调养重在健脾养胃、调补肝肾，吃玉米、萝卜、秋梨、柚子、香蕉、柑橘、柿子、百合、蜂蜜、芝麻、牛肉、鸡肉、泥鳅、鸭子、芝麻、白木耳等。

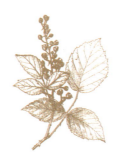

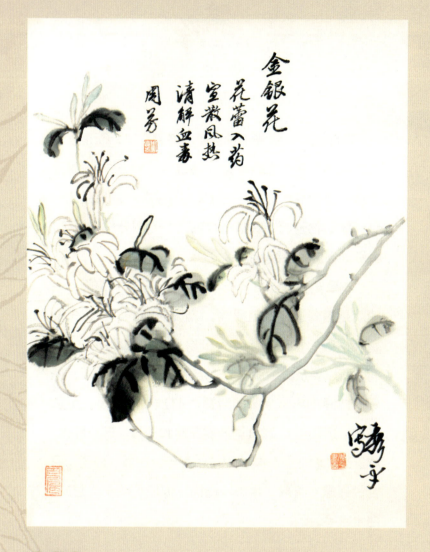

金银花

  据《履巉岩本草》记载,金银花是清热解毒的良药,既能宣散风热,也能清解血毒,对治疗各种热性病效果显著。金银花可以泡茶,可以煮粥,也可以与薄荷、桃花、山楂等一起冲泡。金银花初放时洁白如银,数天后变为金黄,新旧相参,黄白相映,形成一金一银之色调,故称"金银花"。

2023 癸卯年　　第45周（11月6日-11月12日）　　第46周（11月13日-11月19日）

November 十一月		
6 廿三 星期一		
7 廿四 星期二		
8 廿五 星期三	立冬	
9 廿六 星期四		
10 廿七 星期五		
11 廿八 星期六		
12 廿九 星期日		

November 十一月		
13 十月 星期一		
14 初二 星期二		
15 初三 星期三		
16 初四 星期四		
17 初五 星期五		
18 初六 星期六		
19 初七 星期日		

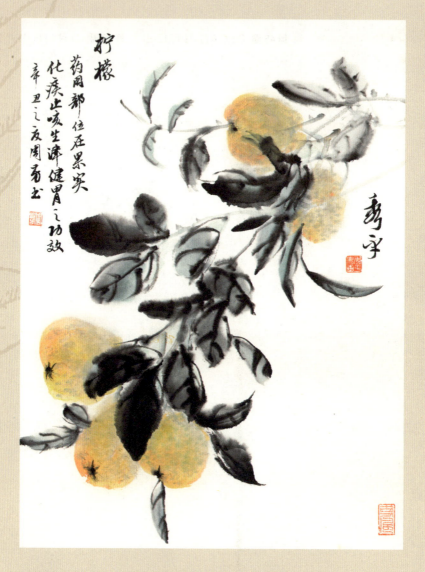

柠 檬

据《本草纲目》记载,柠檬具有生津、止渴、祛暑等功效,现代医学认为,柠檬是预防心血管病的药食。柠檬可以泡水喝,烹调菜肴时加入柠檬可以去腥味、异味。据说传奇老道李真果 104 岁寿终正寝之前,仍然耳聪目明、思维敏捷,和他坚持喝柠檬水几十年有很大关系。

第 47 周（11月20日-11月26日）　第 48 周（11月27日-12月3日）

November 十一月		
20 初八 星期一		
21 初九 星期二		
22 初十 星期三	小雪	
23 十一 星期四		
24 十二 星期五		
25 十三 星期六		
26 十四 星期日		

November 十一月		
27 十五 星期一		
28 十六 星期二		
29 十七 星期三		
30 十八 星期四		
December 十二月 1 十九 星期五		
2 二十 星期六		
3 廿一 星期日		

立冬

潜阳藏精：立冬是冬季的第一个节气，代表冬季的开始，意味着万物进入休养、收藏状态。立冬三候为，"一候水始冰，二候地始冻，三候雉入大水为蜃"。这是说，此时水已经能结成冰，土地也开始冻结，海边可以看到与野鸡颜色相似的大蛤。

本草知要：起居方面，人们应早睡晚起，日出而作，这样有利于阳气潜藏、阴精蓄积。中医学认为冬季为养肾的最佳时节，应少食咸味食物，多吃苦味食物；同时少食生冷食物，多食温润和黑色食物，如大白菜、萝卜、白薯、土豆、豆腐、黑木耳、黑芝麻、韭菜、海带、牛奶，甚至泥鳅、黄鳝、海参、羊肉、虾、猪肝、牡蛎等。在我国北方地区，立冬这天还有吃饺子的习俗。

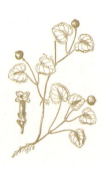

小雪

温补肾阳：小雪不是表示这个节气下很小的雪，而是代表寒潮活跃、降水渐增，天气越来越冷。小雪三候为，"一候虹藏不见，二候天气上升地气下降，三候闭塞而成冬"。意思是说这个节气中，不会再看见雨后的虹，天空中的阳气上升、地面上的阴气下降，天地闭塞而转入严寒的冬天。

本草知要：小雪时节，要适当早睡，早晨也不宜起得太早。不宜早晚运动，应在太阳出来后运动，以慢跑、瑜伽、太极拳等温和的有氧运动为主。饮食方面要多吃热量高、有健脑活血功效的食物，如羊肉、牛肉、乳类、鱼类、大枣、腰果、山药、栗子、核桃、黑芝麻、黑豆、大白菜、菠菜、白萝卜、橘子、番茄，并适当饮用茶水、咖啡等。

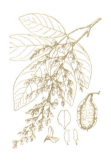

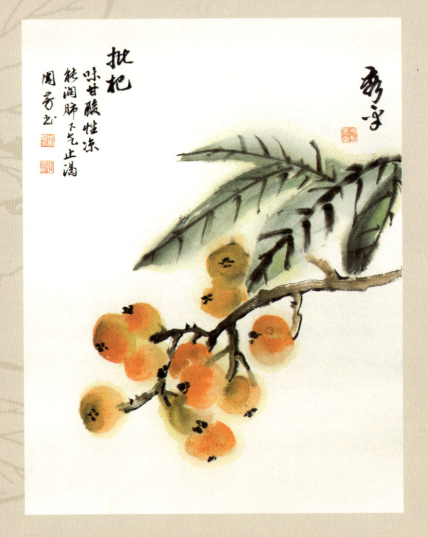

枇 杷

　　枇杷不但味道鲜美，营养丰富，而且保健价值很高。据《本草纲目》记载，"枇杷能润五脏，滋心肺"，中医认为枇杷果有祛痰止渴、生津润肺、清热健胃之功效。枇杷可以直接食用，枇杷叶也可与粳米煮粥。由于枇杷的叶子很像乐器中的琵琶，又从木，所以，人们就用"枇杷"给它命名。

第49周（12月4日-12月10日）　**第50周**（12月11日-12月17日）

December 十二月		
4 廿二 星期一		
5 廿三 星期二		
6 廿四 星期三		
7 廿五 星期四	大雪	
8 廿六 星期五		
9 廿七 星期六		
10 廿八 星期日		

December 十二月		
11 廿九 星期一		
12 三十 星期二		
13 十一月 星期三		
14 初二 星期四		
15 初三 星期五		
16 初四 星期六		
17 初五 星期日		

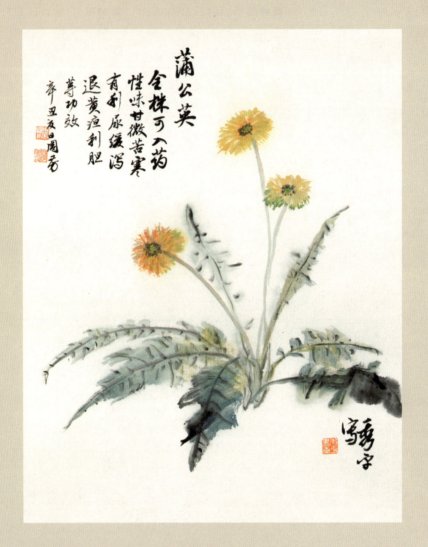

蒲公英

　　蒲公英也叫婆婆丁,虽长在田间、路边,但却是中医的"天然抗生素",清代的陈士铎就在《本草新编》中说它"至贱而有大功"。蒲公英具有清热解毒、消肿散结、利尿通淋的功效,全草皆可入药。蒲公英还可生吃、清炒、包饺子、做汤、泡茶,是药食兼用的植物。

第 51 周（12月18日-12月24日）　　**第 52 周**（12月25日-12月31日）

December 十二月	
18 初六 星期一	
19 初七 星期二	
20 初八 星期三	
21 初九 星期四	
22 初十 星期五	冬至
23 十一 星期六	
24 十二 星期日	

December 十二月	
25 十三 星期一	圣诞节
26 十四 星期二	
27 十五 星期三	
28 十六 星期四	
29 十七 星期五	
30 十八 星期六	
31 十九 星期日	

大雪

涵阴助阳：大雪节气标志着仲冬时节正式开始，此时气温显著下降，降雪的可能性比小雪节气更大，但并不指降雪量一定很大。大雪三候为，"一候鹖鴠不鸣，二候虎始交，三候荔挺出"，意思是说此时寒号鸟不再鸣叫，老虎开始有求偶行为，马兰草也抽出新芽了。

本草知要：大雪时节，宜早睡晚起，待日出后再起床，可涵养人体阴气。户外运动时，早上八九点钟或者下午四五点钟最合适。大雪期间是进补的好时节，素有"冬天进补，开春打虎"的说法。此时宜温补助阳、养阴益精，可适当进食富含蛋白质、维生素和易于消化的食物，如大枣、豆类、山药、龙眼肉、韭菜、栗子、鸡肉、牛肉、鸡蛋、甲鱼、鱼肉、南瓜。柑橘类水果是这个时节的当家水果，如蜜橘、西柚、脐橙都可以适量食用。

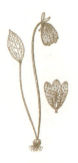

冬至

避寒护阳：冬至标志着即将进入寒冷时节，民间由此开始"数九"计算寒天。冬至这天是北半球各地白昼最短、黑夜最长的一天。冬至三候为，"一候蚯蚓结，二候麋角解，三候水泉动"，意思是土中的蚯蚓仍蜷缩着身体，麋鹿的角开始脱落，山中的泉水可以流动且温热。

本草知要：冬至后的"三九天"，天气寒冷，体内阳气刚刚生发，养生要注意躲避寒冷、适当运动、多多休息，养护体内弱小的阳气。不要盲目进补，狗肉、鸡汤等不是适合每一个人；可适当多吃莲子、芡实、薏苡仁、赤豆、大枣、银耳、黑芝麻、阿胶、人参、生姜、白菜、萝卜、羊肉、猪肉、鲫鱼、海参、甲鱼等。冬至当日，江南盛行吃汤圆，北方则有吃饺子的习俗。

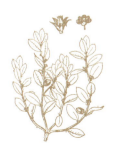

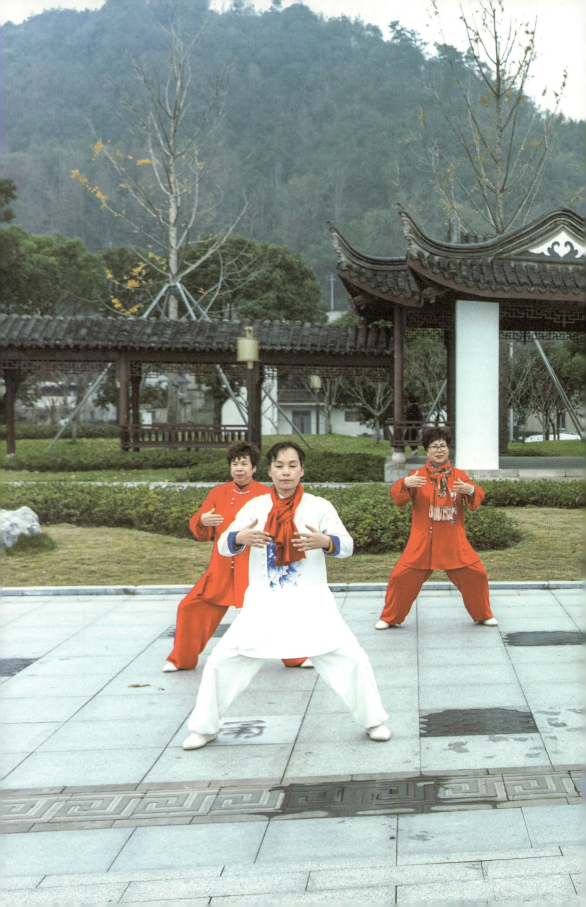

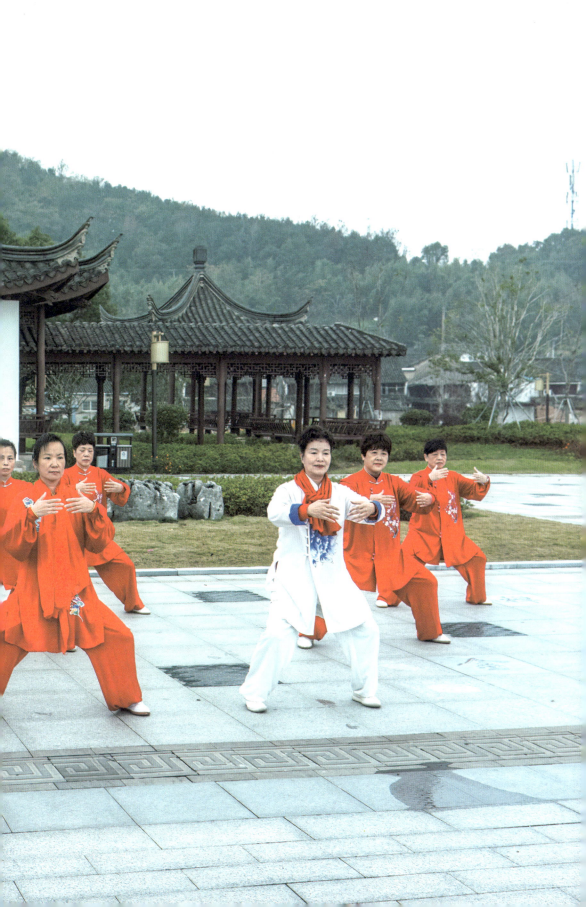

御用医学
造福于民

后记

　　本书得以成功出版，感谢中国工程院俞梦孙院士，中国农业科学院王静教授，解放军总医院国家老年疾病临床研究中心副主任王小宁教授，全国名老中医（宁波市人大常委会原副主任）王建康先生的作序；感谢宁波市书法家协会原主席陈启元先生的题词，感谢中国科学院大学宁波华美医院中医内科主任医师胡慈姚教授的细心审稿和完善；感谢浙江省名中医、浙江中医药大学硕士生导师、教授、宁波市中医院王邦才医师，宁波市名中医、宁波市医疗中心李惠利医院王芳医师，宁波名中医、宁波市海曙区中医院褚群医师的审稿；感谢宁波诺丁汉大学李平教授为本书翻译前言和序，感谢石永青先生的整体策划、编辑制作；感谢朱秀平先生（浙江省美术家协会会员、宁波市美术家协会理事）提供画稿；感谢宁波市科学技术协会、鄞州区科学技术协会，感谢宁波市医疗中心李惠利东部医院中医科主任王克勤医生，感谢所有给予帮助的亲朋好友。

周秀

2022年7月28日

第 53 周（12月30日-2025年1月5日）

December 十二月		
30 三十 星期一		
31 腊月 星期二		
2025年 一月 1 初二 星期三	元旦	
2 初三 星期四		
3 初四 星期五		
4 初五 星期六		
5 初六 星期日	小寒	

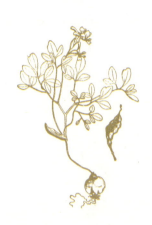

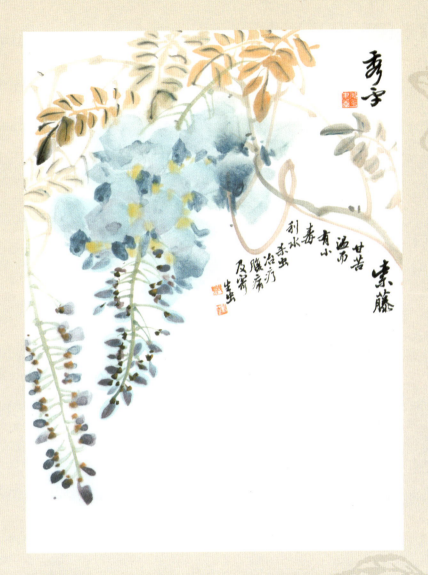

紫 藤

　　紫藤是一种药用价值很高的植物,全身都是宝,花、叶、种子、皮都能入药。据《中华本草》记载,紫藤具有解毒止痛、止吐止泻、祛风通络等功效。紫藤可以像槐花一样凉拌、炒菜吃,最为常见的吃法还是裹上面粉蒸熟吃。此外,紫藤还是很好的观赏植物,李白就曾写诗赞美紫藤优美的姿态和迷人的风采:"紫藤挂云木,花蔓宜阳春。密叶隐歌鸟,香风留美人。"

第 51 周（12月16日-12月22日）　第 52 周（12月23日-12月29日）

December 十二月

16 十六 星期一	
17 十七 星期二	
18 十八 星期三	
19 十九 星期四	
20 二十 星期五	
21 廿一 星期六	冬至
22 廿二 星期日	

December 十二月

23 廿三 星期一	
24 廿四 星期二	
25 廿五 星期三	圣诞节
26 廿六 星期四	
27 廿七 星期五	
28 廿八 星期六	
29 廿九 星期日	

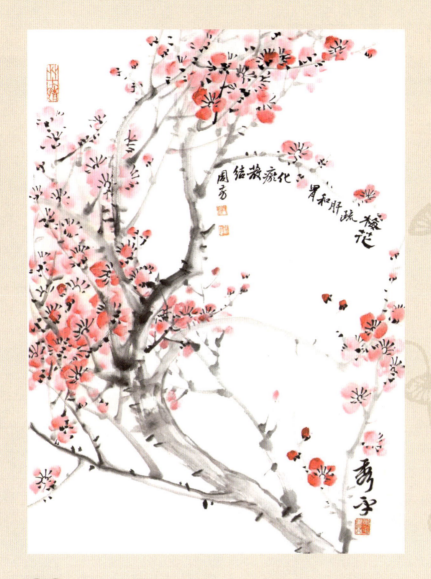

梅 花

　　梅花与兰花、竹子、菊花并称"四君子",梅与松、竹并称"岁寒三友",被赋予高洁、坚强、谦虚的品格。梅花还是一味中药,《中华本草》记载它具有疏肝解郁、开胃生津、解毒化痰的功效。梅花可与茶叶一起泡水,也可以和山茶花、代代花等花茶一起泡水,还可以和当归、大米等一起煮粥。

第 49 周（12月2日-12月8日）　第 50 周（12月9日-12月15日）

December 十二月		
2 初二 星期一		
3 初三 星期二		
4 初四 星期三		
5 初五 星期四		
6 初六 星期五	大雪	
7 初七 星期六		
8 初八 星期日		

December 十二月	
9 初九 星期一	
10 初十 星期二	
11 十一 星期三	
12 十二 星期四	
13 十三 星期五	
14 十四 星期六	
15 十五 星期日	

· 55 ·

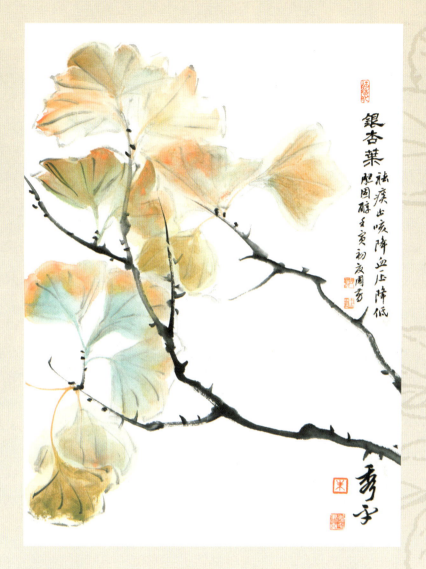

银杏叶

　　银杏叶不仅可观赏，同时也是一味中药，据《中药志》记载，它能"敛肺气，平喘咳，止带浊"。不过树上掉下来的银杏叶一般不要直接食用，以免中毒，药店卖的银杏叶饮片用沸水冲服，比较安全。银杏叶似鸭掌，所以原来叫鸭掌树，到了宋朝初期，银杏果实是贡品，又因其果实像杏子，色泽银白，故而改名银杏。

第 47 周（11月18日-11月24日）　第 48 周（11月25日-12月1日）

November 十一月	
18 十八 星期一	
19 十九 星期二	
20 二十 星期三	
21 廿一 星期四	
22 廿二 星期五　小雪	
23 廿三 星期六	
24 廿四 星期日	

November 十一月	
25 廿五 星期一	
26 廿六 星期二	
27 廿七 星期三	
28 廿八 星期四	
29 廿九 星期五	
30 三十 星期六	
December 十二月 1 十一月 星期日	

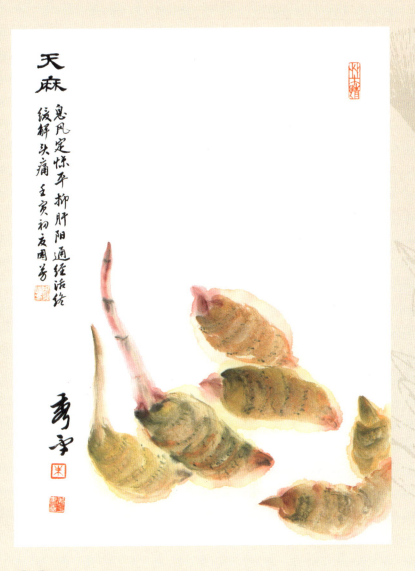

天 麻

　　天麻是一味常用且名贵的中药,据《本草汇言》记载,它多用于治疗头痛眩晕、肢体麻木、小儿惊风、癫痫抽风、破伤风等病。将天麻研成粉末后吞服是最有效的方法,也可以用开水冲泡天麻代茶饮。天麻还可以和红枣、土鸡搭配在一起炖成天麻土鸡汤。传说天麻是从天上降下来的,长得又像仙人的脚,人们也叫它"仙人脚"。它在人间成了家,不愿回天上去,人们又叫它"棒打不退"。

第45周（11月4日-11月10日）　第46周（11月11日-11月17日）

November 十一月		
4 初四 星期一		
5 初五 星期二		
6 初六 星期三		
7 初七 星期四	立冬	
8 初八 星期五		
9 初九 星期六		
10 初十 星期日		

November 十一月	
11 十一 星期一	
12 十二 星期二	
13 十三 星期三	
14 十四 星期四	
15 十五 星期五	
16 十六 星期六	
17 十七 星期日	

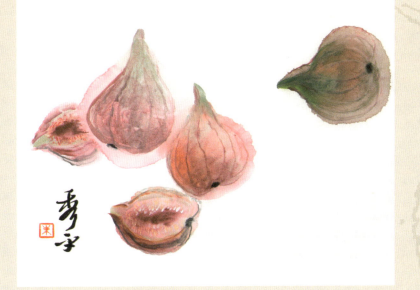

无花果

据《云南中草药》记载，无花果果实味甜可食，又可作药用，具有清热生津、健脾开胃、解毒消肿的功效。新鲜的无花果可以剥皮直接食用。无花果干可以当作休闲零食吃，也可以泡水代茶饮，还可以用来熬汤、煮粥。无花果不是没花，只是它的花是被包裹在花托的圆球中，我们吃的红色果肉其实是它的花朵，里面的籽才是它真正的果实。

第 43 周（10月21日-10月27日）　第 44 周（10月28日-11月3日）

October 十月		
21 十九 星期一		
22 二十 星期二		
23 廿一 星期三	霜降	
24 廿二 星期四		
25 廿三 星期五		
26 廿四 星期六		
27 廿五 星期日		

October 十月		
28 廿六 星期一		
29 廿七 星期二		
30 廿八 星期三		
31 廿九 星期四		
November 十一月 1 十月 星期五		
2 初二 星期六		
3 初三 星期日		

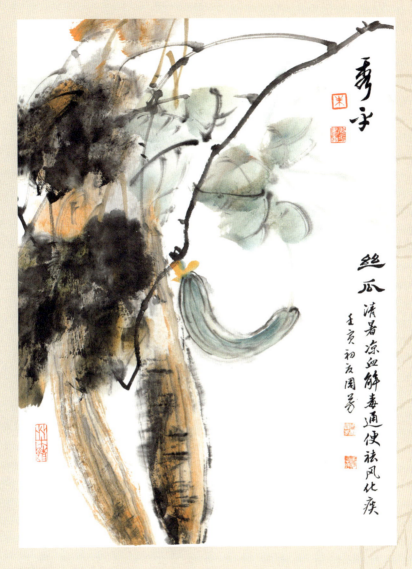

丝 瓜

  丝瓜果为夏季蔬菜，成熟后里面的网状纤维可入药，《本草纲目》记载它具有清凉、利尿、活血、通经、解毒之效。《红楼梦》中，黛玉和妙玉用丝瓜汁液、梅花雪水等制作的丝瓜露，可以清热解毒，还有妙不可言的美容功效。元春还为此赋诗一首："江南有草本非栽，隐隐水边飘香来。二十四桥丝瓜露，成就金陵十二钗。"食用丝瓜时去皮，可凉拌、炒食、做汤或榨汁。

第 41 周（10月7日-10月13日） **第 42 周**（10月14日-10月20日）

October 十月		
7 初五 星期一		
8 初六 星期二	寒露	
9 初七 星期三		
10 初八 星期四		
11 初九 星期五	重阳节	
12 初十 星期六		
13 十一 星期日		

October 十月		
14 十二 星期一		
15 十三 星期二		
16 十四 星期三		
17 十五 星期四		
18 十六 星期五		
19 十七 星期六		
20 十八 星期日		

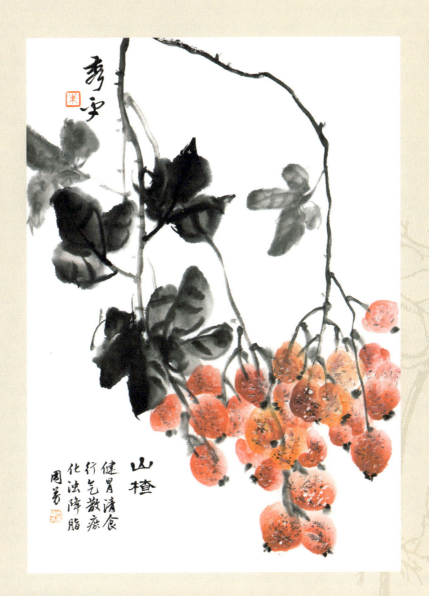

山楂

据《日用本草》记载，山楂"化食积，行结气，健胃宽膈，消血痞气块"。说明山楂具有健脾开胃、消食化滞、活血化瘀的功效。据说一位江湖郎中用山楂与红糖煎熬，治好了宋光宗的皇贵妃不思饮食的病。后来方子传到民间，老百姓又把它串起来卖，就成了冰糖葫芦。日常生活中可把山楂当成零食，也可放到汤中、菜中，使味道更鲜美。

第 39 周（9月23日-9月29日）　第 40 周（9月30日-10月6日）

September 九月		
23 廿一 星期一		
24 廿二 星期二		
25 廿三 星期三		
26 廿四 星期四		
27 廿五 星期五		
28 廿六 星期六		
29 廿七 星期日		

September 九月		
30 廿八 星期一		
October 十月 1 廿九 星期二	国庆节	
2 三十 星期三		
3 九月 星期四		
4 初二 星期五		
5 初三 星期六		
6 初四 星期日		

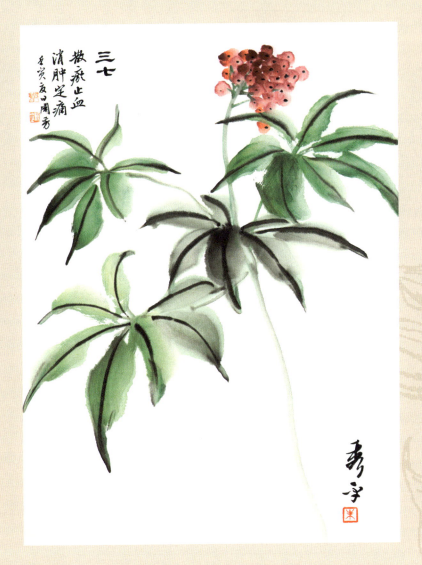

三七

三七号称"金疮要药",人们把它喻为"金不换",《本草纲目》记载它具有化瘀止血、活血定痛的功效,主治出血证、跌打损伤、瘀血肿痛,是外科、伤科的常用药物,我国的"云南白药"中就含本品。三七粉能生吃,用温水、菜汤等送服就可以。熟吃时,可以用开水送服,还可以用来煲汤。如果是三七主根或须根,一般就用来炖鸡煲汤。

第 37 周 (9月9日-9月15日)　　第 38 周 (9月16日-9月22日)

September 九月		
9 初七 星期一		
10 初八 星期二	教师节	
11 初九 星期三		
12 初十 星期四		
13 十一 星期五		
14 十二 星期六		
15 十三 星期日		

September 九月		
16 十四 星期一		
17 十五 星期二	中秋节	
18 十六 星期三		
19 十七 星期四		
20 十八 星期五		
21 十九 星期六		
22 二十 星期日	秋分	

· 43 ·

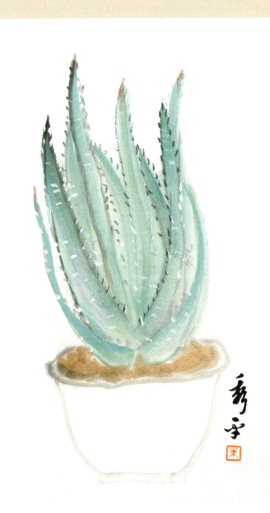

芦荟

芦荟是集食用、药用、美容、观赏于一身的植物，在民间被称作"天然药物"，消炎、抗菌、护肤等功效显著。据《本草再新》记载，芦荟"治肝火，镇肝风，清心热，解心烦，止渴生津，聪耳明目，消牙肿，解火毒"。芦荟的吃法也是多种多样，可以凉拌、泡茶、煮粥，也可以榨汁。在家里养一盆芦荟还能够让空气变得更加清新。

第35周（8月26日-9月1日） 第36周（9月2日-9月8日）

August
26 廿三 星期一
27 廿四 星期二
28 廿五 星期三
29 廿六 星期四
30 廿七 星期五
31 廿八 星期六
September 1 廿九 星期日

September
2 三十 星期一
3 八月 星期二
4 初二 星期三
5 初三 星期四
6 初四 星期五
7 初五 星期六　白露
8 初六 星期日

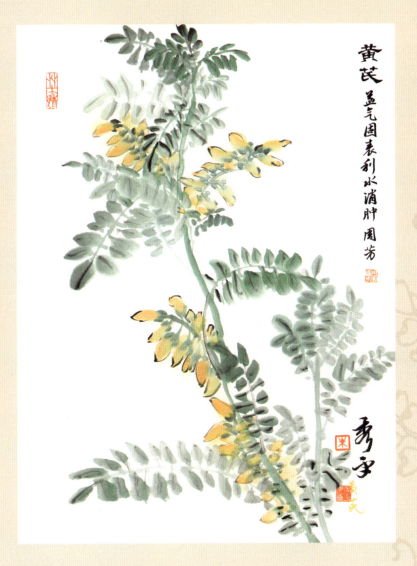

黄芪

据《本草纲目》记载，黄芪为补气要药，具有补中益气、固表止汗、排脓生肌的功效。苏东坡曾用黄芪补养，留下"白发敧簪羞彩胜，黄芪煮粥荐春盘"的诗句。黄芪可直接用沸水冲泡当茶饮，也可与枸杞一起煎服，还可与党参、大枣、粳米一起熬粥，气虚、气血不足、中气下陷的人都可适量食用。烧肉时，放适量黄芪，味道更独特，还可以起到滋补作用。

第 33 周（8月12日-8月18日）　　第 34 周（8月19日-8月25日）

August 八月
- 12 初九 星期一
- 13 初十 星期二
- 14 十一 星期三
- 15 十二 星期四
- 16 十三 星期五
- 17 十四 星期六
- 18 十五 星期日

August 八月
- 19 十六 星期一
- 20 十七 星期二
- 21 十八 星期三
- 22 十九 星期四
- 23 二十 星期五　处暑
- 24 廿一 星期六
- 25 廿二 星期日

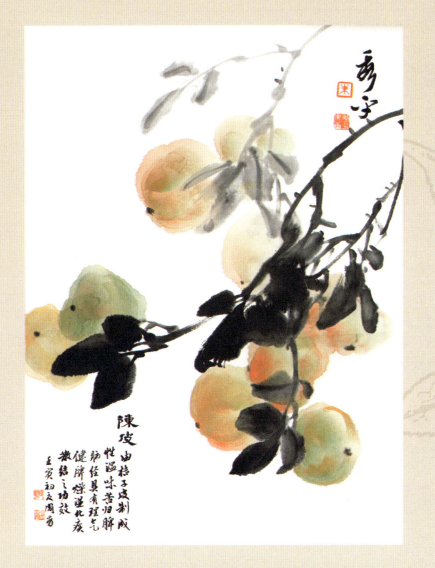

陈 皮

  陈皮是橘子皮吗？是，但一般需要在合适的环境中储存3年以上的时间，药用价值才比较高，要不怎么说"百年陈皮，千年人参"呢！据《本草纲目》记载，陈皮具有理气健脾、燥湿化痰的功效。日常生活中，陈皮主要用作调料，蒸鱼、蒸肉、炖汤时，放入适量陈皮，不但味道醇香，还能去除腥膻，如可制作陈皮茯苓粥、陈皮雪梨汤、陈皮冬瓜老鸭汤等。

第 31 周（7月29日-8月4日）　　第 32 周（8月5日-8月11日）

July		
29 廿四 星期一		
30 廿五 星期二		
31 廿六 星期三		
August 1 廿七 星期四	建军节	
2 廿八 星期五		
3 廿九 星期六		
4 七月 星期日		

August		
5 初二 星期一		
6 初三 星期二		
7 初四 星期三	立秋	
8 初五 星期四		
9 初六 星期五		
10 初七 星期六	七夕节	
11 初八 星期日		

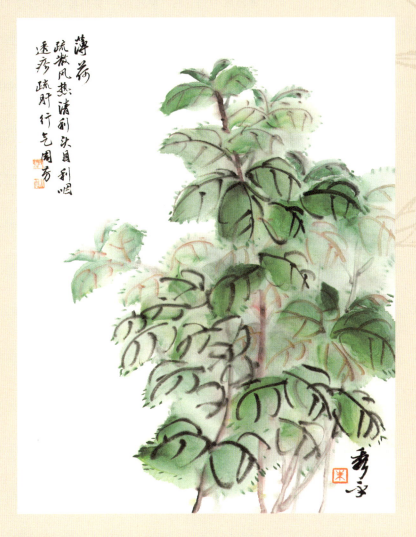

薄 荷

　　据《滇南本草》记载,薄荷是一味辛凉性发汗解热药,全草可入药,主治感冒发热、咽喉疼痛、头痛、目赤痛、肌肉疼痛、皮肤风疹搔痒、麻疹不透等症。幼嫩的茎和叶可当菜吃,又可作调味剂,还可榨汁服用。平常以干薄荷代茶饮,可清心明目。薄荷之所以能散发出那种提神醒脑的清凉气息,是因为薄荷茎叶中含有一种特殊的挥发油物质——薄荷醇。

第29周（7月15日-7月21日）　第30周（7月22日-7月28日）

July 月		
15 初十 星期一		
16 十一 星期二		
17 十二 星期三		
18 十三 星期四		
19 十四 星期五		
20 十五 星期六		
21 十六 星期日		

July 月		
22 十七 星期一	大暑	
23 十八 星期二		
24 十九 星期三		
25 二十 星期四		
26 廿一 星期五		
27 廿二 星期六		
28 廿三 星期日		

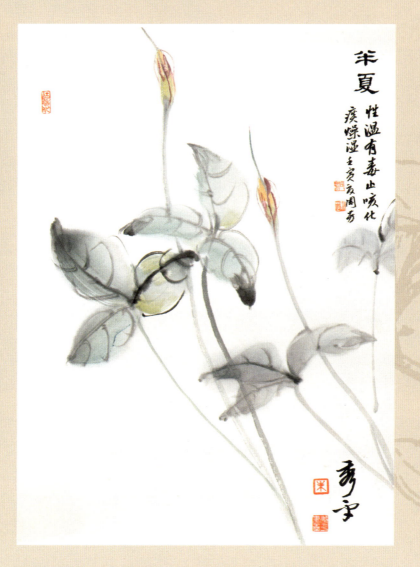

半 夏

　　半夏生于夏至日前后，此时一阴气始生，天地间不再是纯阳之气，夏天也过半，故名半夏。据《神农本草经》记载，半夏具有燥湿化痰、降逆止呕、消痞散结的功效。半夏可与花茶一起煮泡代茶饮，也可与山药、薏苡仁、冬瓜仁等一起煮粥，起到温肺化痰、止咳平喘的作用。

第27周（7月1日-7月7日）　　第28周（7月8日-7月14日）

July			
1 廿六 星期一	建党节		
2 廿七 星期二			
3 廿八 星期三			
4 廿九 星期四			
5 三十 星期五			
6 六月 星期六	小暑		
7 初二 星期日			

July			
8 初三 星期一			
9 初四 星期二			
10 初五 星期三			
11 初六 星期四			
12 初七 星期五			
13 初八 星期六			
14 初九 星期日			

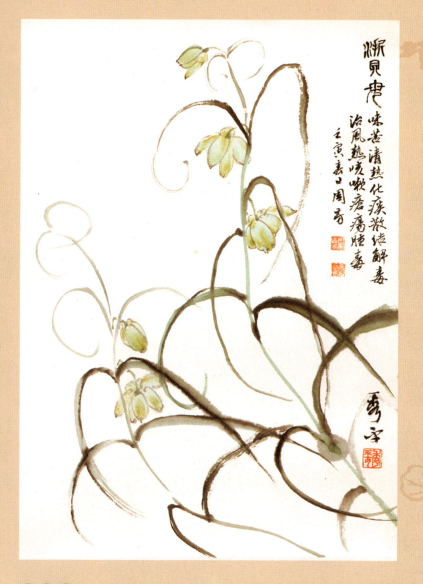

浙贝母

浙贝母因"形似聚贝子，故名贝母"，也是"浙八味"之一，更是"磐五味"的当家品种。据《本草正义》记载，浙贝母具有清热化痰、散结解毒的功效，用于风热咳嗽、痰火咳嗽、疮毒等症。浙贝母一般与其他食材搭配制作粥、汤、茶等食用。

第 25 周（6月17日-6月23日）　　第 26 周（6月24日-6月30日）

June 六月		
17 十二 星期一		
18 十三 星期二		
19 十四 星期三		
20 十五 星期四		
21 十六 星期五	夏至	
22 十七 星期六		
23 十八 星期日		

June 六月	
24 十九 星期一	
25 二十 星期二	
26 廿一 星期三	
27 廿二 星期四	
28 廿三 星期五	
29 廿四 星期六	
30 廿五 星期日	

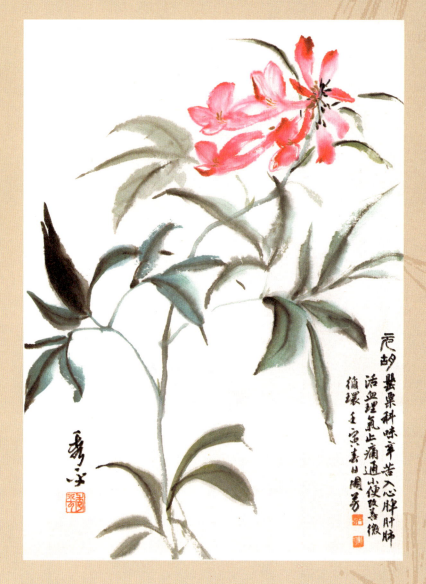

元胡

　　李时珍在《本草纲目》中归纳元胡有"活血，理气，止痛，通小便"四大功效，并推崇元胡"能行血中气滞，气中血滞，故专治一身上下诸痛"，所以元胡自古就以止痛功效著称于世，被誉为"中药第一止痛良药"。平常可用它直接泡茶喝，还可以用来制作佛手元胡猪肚汤、当归元胡酒等，起到疏肝理气、活血止痛的作用，元胡也是"浙八味"中的一员。

第 23 周（6月3日-6月9日）　第 24 周（6月10日-6月16日）

June 月		
3 廿七 星期一		
4 廿八 星期二		
5 廿九 星期三	芒种	
6 五月 星期四		
7 初二 星期五		
8 初三 星期六		
9 初四 星期日		

June 月		
10 初五 星期一	端午节	
11 初六 星期二		
12 初七 星期三		
13 初八 星期四		
14 初九 星期五		
15 初十 星期六		
16 十一 星期日	父亲节	

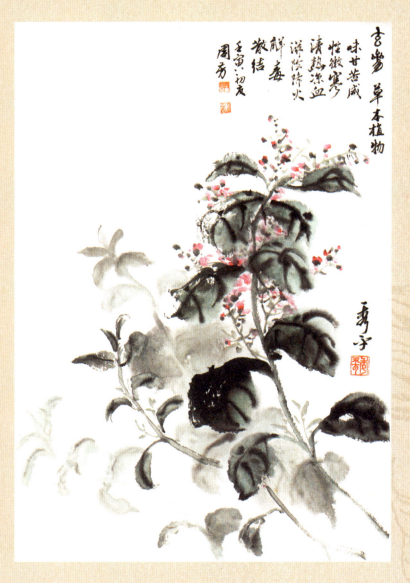

玄参

据《本草纲目》记载，玄参具有凉血滋阴、泻火解毒之效，主要用于热病伤阴、津伤便秘、痈肿疮毒等症。据说三国时期的大将张飞有牙痛的毛病，侍卫的爷爷是医生，就是用玄参把张飞的牙痛治好的。平常用玄参泡茶喝，既滋阴又养血，可以经常饮用。还可用玄参、天冬、麦冬捣成粉末后加蜂蜜制成小药丸，含在口中，对阴虚火旺导致的口舌生疮有奇效。

第 21 周（5月20日-5月26日）　第 22 周（5月27日-6月2日）

May 月		
20 十三 星期一	小满	
21 十四 星期二		
22 十五 星期三		
23 十六 星期四		
24 十七 星期五		
25 十八 星期六		
26 十九 星期日		

May 月		
27 二十 星期一		
28 廿一 星期二		
29 廿二 星期三		
30 廿三 星期四		
31 廿四 星期五		
June 月 1 廿五 星期六	儿童节	
2 廿六 星期日		

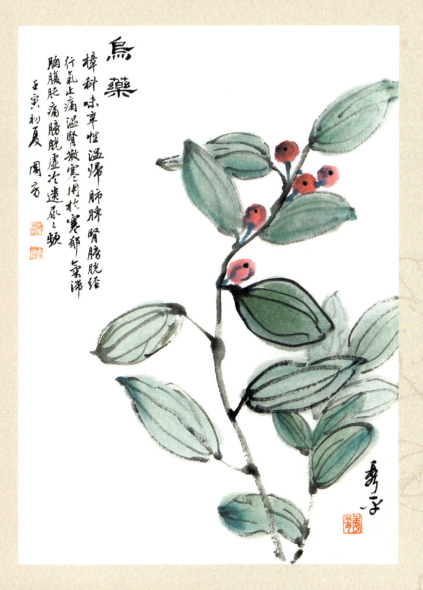

乌 药

据《本草拾遗》记载,乌药为散寒理气健胃药,主要功效为行气止痛、温肾散寒。乌药还可食用,最简单的方法就是冲泡代茶饮,还可制成乌药煮豆腐、乌药蒸猪肝、乌药蒸鸡等美味。早在东周时就有"天台乌药"的传说,据说东周灵王的太子乔就是因为得到仙界恩赐的天台乌药,羽化而登仙。

第 19 周（5月6日-5月12日）　　第 20 周（5月13日-5月19日）

May 月	
6 廿八 星期一	
7 廿九 星期二	
8 四月 星期三	
9 初二 星期四	
10 初三 星期五	
11 初四 星期六	
12 初五 星期日	母亲节

May 月	
13 初六 星期一	
14 初七 星期二	
15 初八 星期三	
16 初九 星期四	
17 初十 星期五	
18 十一 星期六	
19 十二 星期日	

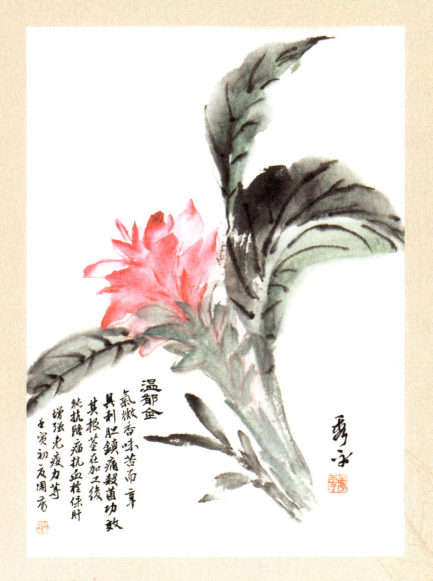

温郁金

　　温郁金在古代就被用作中药材,现在被列为"浙八味"之一,浙江瑞安的郁金是中国国家地理标志产品。据《本草备要》记载,温郁金具有行气解郁、凉血破瘀的功效,对肝病、痛经、破血、脘腹胀满疗效良好。温郁金可以冲泡代茶饮,也可以与其他食材一起炒食。

第17周（4月22日-4月28日）　第18周（4月29日-5月5日）

April 四月		
22 十四 星期一		
23 十五 星期二		
24 十六 星期三		
25 十七 星期四		
26 十八 星期五		
27 十九 星期六		
28 二十 星期日		

April 四月		
29 廿一 星期一		
30 廿二 星期二		
May 五月 1 廿三 星期三	劳动节	
2 廿四 星期四		
3 廿五 星期五		
4 廿六 星期六	青年节	
5 廿七 星期日	立夏	

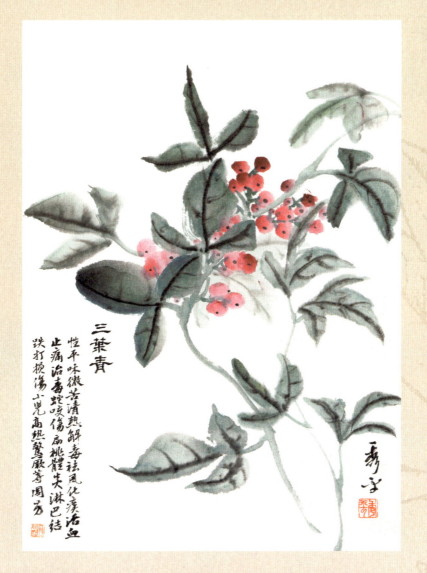

三叶青

  三叶青形如其名，因三片叶子且四季常青得名，民间也称金丝吊葫芦、石老鼠、蛇附子等。三叶青全草均可入药，以地下块根药用效果最好，《中华草本》记载它具有清热解毒、活血散结、消炎止痛、理气健脾等功效。初春时可采集新鲜的叶子，用开水焯一下做成拌凉菜，也可切成细丝熬粥。新鲜的叶子晒干后还可以泡水喝，能提高人体的抗感染、抗病毒能力。

第 15 周（4月8日-4月14日）　第 16 周（4月15日-4月21日）

April 四月		
8 三十 星期一		
9 三月 星期二		
10 初二 星期三		
11 初三 星期四		
12 初四 星期五		
13 初五 星期六		
14 初六 星期日		

April 四月		
15 初七 星期一		
16 初八 星期二		
17 初九 星期三		
18 初十 星期四		
19 十一 星期五	谷雨	
20 十二 星期六		
21 十三 星期日		

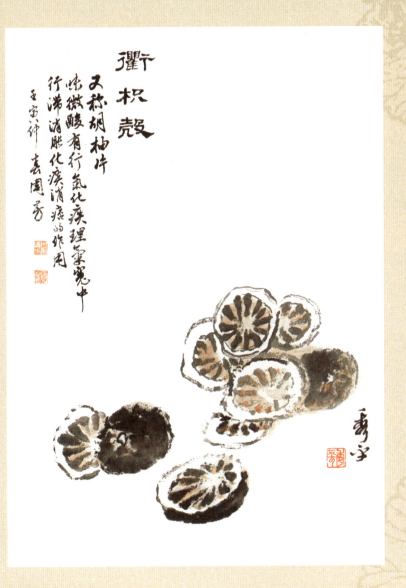

衢枳壳

早在康熙年间，衢州的枳壳就闻名于世。现在，衢枳壳与白及、陈皮、猴头菇、白花蛇舌草、黄精一起被称为"衢六味"。据《开宝本草》记载，衢枳壳具有理气宽中、行滞消胀的功效，主治胸肋气滞、食积不化、痰饮内停、子宫脱垂等症。衢枳壳可煎水服用，也可与大米煮粥，还可煲鸡汤。

第 13 周（3月25日-3月31日）　　第 14 周（4月1日-4月7日）

March 三月

25 十六 星期一	
26 十七 星期二	
27 十八 星期三	
28 十九 星期四	
29 二十 星期五	
30 廿一 星期六	
31 廿二 星期日	

April 四月

1 廿三 星期一	愚人节
2 廿四 星期二	
3 廿五 星期三	
4 廿六 星期四	清明
5 廿七 星期五	
6 廿八 星期六	
7 廿九 星期日	

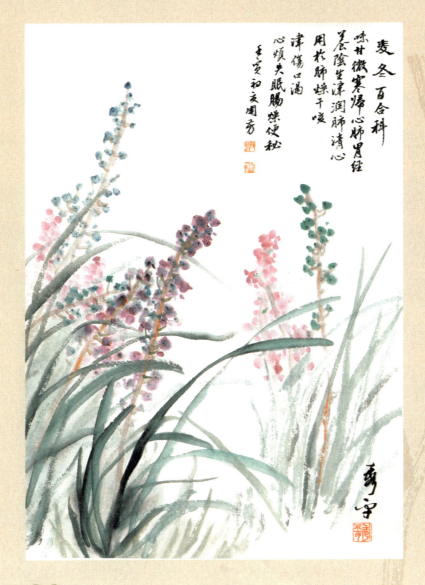

麦冬

麦冬是《神农本草经》记载的上品药物，也是一直被人们称为上品的养生佳品，具有养阴生津、润肺止咳、清心除烦之功效。现代药理学研究结果表明，麦冬能改善心肌收缩力，缓解冠心病、心绞痛等症状，还可预防血压过低、体倦乏力等。麦冬可代茶饮，能有效缓解口干渴，但不宜长期服用，否则可能生痰生湿，适得其反。麦冬茶可以预防中暑，夏天喝是有好处的。

第 11 周（3月11日-3月17日） 第 12 周（3月18日-3月24日）

March 三月
- 11 初二 星期一 龙抬头
- 12 初三 星期二
- 13 初四 星期三
- 14 初五 星期四
- 15 初六 星期五
- 16 初七 星期六
- 17 初八 星期日

March 三月
- 18 初九 星期一
- 19 初十 星期二
- 20 十一 星期三 春分
- 21 十二 星期四
- 22 十三 星期五
- 23 十四 星期六
- 24 十五 星期日

· 17 ·

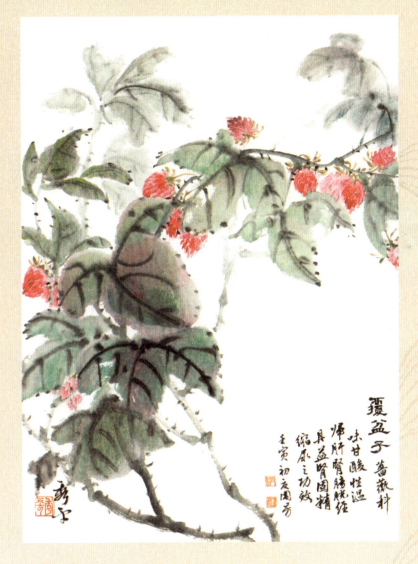

覆盆子

  覆盆子是一种水果，果实酸甜可口，有"黄金水果"的美誉。鲁迅在《从百草园到三味书屋》一文中写道："如果不怕刺，还可以摘到覆盆子，像小珊瑚珠攒成的小球，又酸又甜，色味都比桑椹要好得远。"据《开宝本草》记载，覆盆子植物可入药，具有益肾固精、养肝明目的功效，还能有效缓解心绞痛等心血管疾病。新鲜的覆盆子可以直接食用，晒干的覆盆子可以泡酒，也可以泡水喝。

第 9 周（2月26日-3月3日） 第 10 周（3月4日-3月10日）

February 二月		
26 十七 星期一		
27 十八 星期二		
28 十九 星期三		
29 二十 星期四		
March 三月 1 廿一 星期五		
2 廿二 星期六		
3 廿三 星期日		

March 三月		
4 廿四 星期一		
5 廿五 星期二	惊蛰	
6 廿六 星期三		
7 廿七 星期四		
8 廿八 星期五	妇女节	
9 廿九 星期六		
10 二月 星期日		

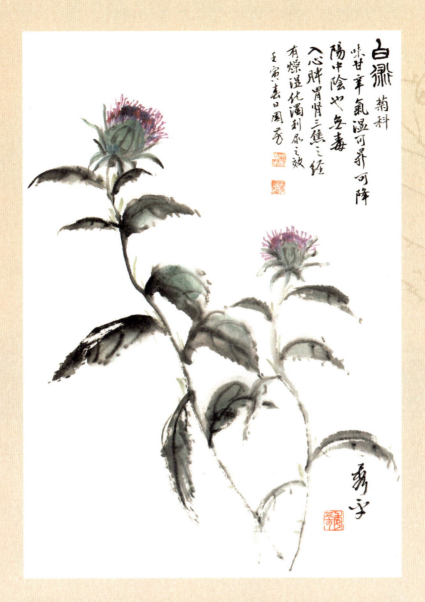

白 术

　　白术是一种常用的中药材,《医学启源》记载它具有补脾健胃、燥湿利水、止汗安胎等功效,可调节胃功能、保护肝脏、增强机体免疫力、抗衰老。白术平时可以适当食用,可煮汤、茶饮、做粥,如白术鲫鱼粥、黄芪白术茶饮等。传说一位头顶白色光环的老汉给了汉武帝一种长生药,汉武帝就把那种药命名为"白术"了。

第 7 周（2月12日-2月18日）　第 8 周（2月19日-2月25日）

February 月		
12 初三 星期一		
13 初四 星期二		
14 初五 星期三	情人节	
15 初六 星期四		
16 初七 星期五		
17 初八 星期六		
18 初九 星期日		

February 月		
19 初十 星期一	雨水	
20 十一 星期二		
21 十二 星期三		
22 十三 星期四		
23 十四 星期五		
24 十五 星期六	元宵	
25 十六 星期日		

· 13 ·

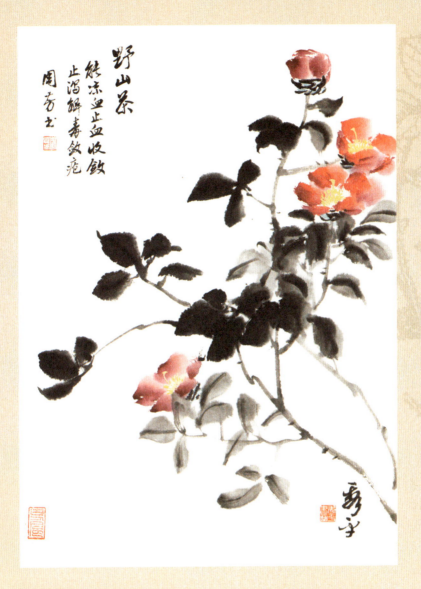

野山茶

　　据《中华本草》记载，野山茶可谓全身是宝，花、叶、根都可入药，具有活血止血、收敛止泻、解毒敛疮等功效，对月经不调、急性胃肠炎和风湿痹痛都有明显的治疗效果。用晒干后的野山茶泡茶饮用，气味清香，对肝脾具有保健作用，还能美容养颜。山茶花开于冬末春初，尤为难得。郭沫若用诗句"茶花一树早桃红，白朵彤云啸傲中"赞美了山茶花的盛况。

第5周（1月29日-2月4日）　第6周（2月5日-2月11日）

January		
29 十九 星期一		
30 二十 星期二		
31 廿一 星期三		
February 1 廿二 星期四		
2 廿三 星期五	小年	
3 廿四 星期六		
4 廿五 星期日	立春	

February		
5 廿六 星期一		
6 廿七 星期二		
7 廿八 星期三		
8 廿九 星期四		
9 三十 星期五	除夕	
10 正月 星期六	春节	
11 初二 星期日		

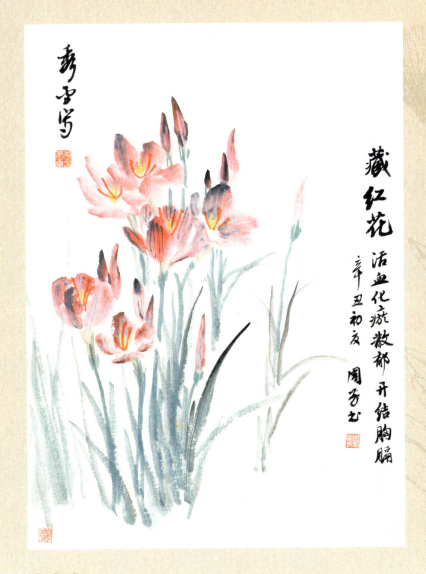

藏红花

　　藏红花并不产于西藏。藏红花从伊朗等地进口后途经西藏，西藏成为藏红花的集散地，所以叫"藏红花"。据《品汇精要》记载，藏红花具有活血化瘀、解郁安神、保肝利胆的功效。用藏红花泡水喝，可通经止痛、凉血解毒、促进血液循环、预防心脑血管疾病、调节肝肾功能，还可美容养颜。

第 3 周（1月15日 -1月21日） 第 4 周（1月22日 -1月28日）

January 月
15 初五 星期一

16 初六 星期二

17 初七 星期三

18 初八 星期四　腊八节

19 初九 星期五

20 初十 星期六　大寒

21 十一 星期日

January 月
22 十二 星期一

23 十三 星期二

24 十四 星期三

25 十五 星期四

26 十六 星期五

27 十七 星期六

28 十八 星期日

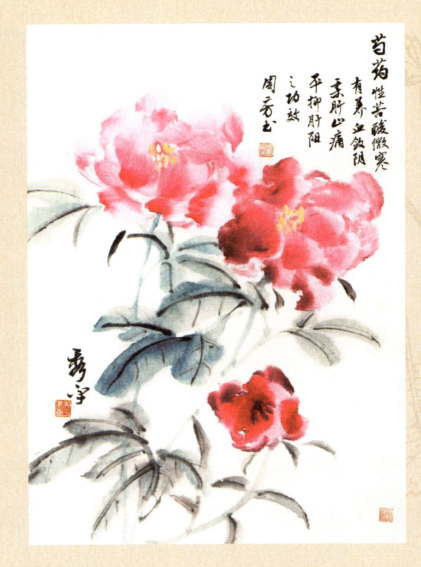

芍 药

芍药不仅可观赏，还是一味中药。据《神农本草经》记载，芍药的块根可入药，具有活血化瘀、柔肝止痛、敛阴止汗等功效，主治肝血亏虚、肝脾不和、月经不调等症。芍药花被称为"五月花神"，用干芍药花泡水、煮粥，不仅可清热解暑，还能活血调经、养肝祛瘀、美容养颜。

第1周（1月1日-1月7日）　第2周（1月8日-1月14日）

January 月	
1 二十 星期一	元旦
2 廿一 星期二	
3 廿二 星期三	
4 廿三 星期四	
5 廿四 星期五	
6 廿五 星期六	小寒
7 廿六 星期日	

January 月	
8 廿七 星期一	
9 廿八 星期二	
10 廿九 星期三	
11 腊月 星期四	
12 初二 星期五	
13 初三 星期六	
14 初四 星期日	

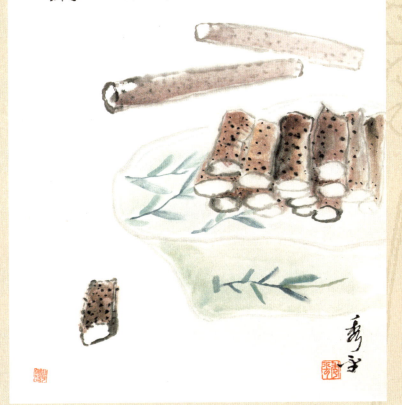

山药

　　山药旧称薯蓣,先为避唐代宗李豫的"豫"音,改名薯药;后又为避宋英宗赵曙的"曙"音,改名山药。据《神农本草经》记载,山药是益气、健脾、补肾的佳品,治气虚衰弱、消化不良、遗精、遗尿及无名肿毒等。山药黏糊糊的汁液主要是黏蛋白,能保持血管弹性,还有润肺止咳的功能。山药块茎富含淀粉,可与红枣搭配熬粥或煲汤,也可与各种食材清炒。

2024
甲辰年

032	第 27 周 (7月1日-7月7日) 第 28 周 (7月8日-7月14日)	浙贝母
034	第 29 周 (7月15日-7月21日) 第 30 周 (7月22日-7月28日)	半夏
036	第 31 周 (7月29日-8月4日) 第 32 周 (8月5日-8月11日)	薄荷
038	第 33 周 (8月12日-8月18日) 第 34 周 (8月19日-8月25日)	陈皮
040	第 35 周 (8月26日-9月1日) 第 36 周 (9月2日-9月8日)	黄芪
042	第 37 周 (9月9日-9月15日) 第 38 周 (9月16日-9月22日)	芦荟
044	第 39 周 (9月23日-9月29日) 第 40 周 (9月30日-10月6日)	三七
046	第 41 周 (10月7日-10月13日) 第 42 周 (10月14日-10月20日)	山楂
048	第 43 周 (10月21日-10月27日) 第 44 周 (10月28日-11月3日)	丝瓜
050	第 45 周 (11月4日-11月10日) 第 46 周 (11月11日-11月17日)	无花果
052	第 47 周 (11月18日-11月24日) 第 48 周 (11月25日-12月1日)	天麻
054	第 49 周 (12月2日-12月8日) 第 50 周 (12月9日-12月15日)	银杏叶
056	第 51 周 (12月16日-12月22日) 第 52 周 (12月23日-12月29日)	梅花
058	第 53 周 (12月30日-2025年1月5日)	紫藤

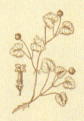

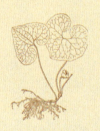

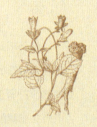

| 目录 |

2024
甲辰年

006	第 1 周（1月1日-1月7日） 第 2 周（1月8日-1月14日）	山药
008	第 3 周（1月15日-1月21日） 第 4 周（1月22日-1月28日）	芍药
010	第 5 周（1月29日-2月4日） 第 6 周（2月5日-2月11日）	藏红花
012	第 7 周（2月12日-2月18日） 第 8 周（2月19日-2月25日）	野山茶
014	第 9 周（2月26日-3月3日） 第 10 周（3月4日-3月10日）	白术
016	第 11 周（3月11日-3月17日） 第 12 周（3月18日-3月24日）	覆盆子
018	第 13 周（3月25日-3月31日） 第 14 周（4月1日-4月7日）	麦冬
020	第 15 周（4月8日-4月14日） 第 16 周（4月15日-4月21日）	衢枳壳
022	第 17 周（4月22日-4月28日） 第 18 周（4月29日-5月5日）	三叶青
024	第 19 周（5月6日-5月12日） 第 20 周（5月13日-5月19日）	温郁金
026	第 21 周（5月20日-5月26日） 第 22 周（5月27日-6月2日）	乌药
028	第 23 周（6月3日-6月9日） 第 24 周（6月10日-6月16日）	玄参
030	第 25 周（6月17日-6月23日） 第 26 周（6月24日-6月30日）	元胡

中醫藥是打開中華文明寶庫的鑰匙

習孫臺記語錄
庚子新春周芳玉

公元 2024 年

2024 年 1 月

日	一	二	三	四	五	六
	1	2	3	4	5	6
	元旦	廿一	廿二	廿三	廿四	小寒
7	8	9	10	11	12	13
廿六	廿七	廿八	廿九	腊月	初二	初三
14	15	16	17	18	19	20
初四	初五	初六	初七	腊八节	初九	大寒
21	22	23	24	25	26	27
十一	十二	十三	十四	十五	十六	十七
28	29	30	31			
十八	十九	二十	廿一			

2024 年 2 月

日	一	二	三	四	五	六
				1	2	3
				廿二	小年	廿四
4	5	6	7	8	9	10
立春	廿六	廿七	廿八	廿九	除夕	春节
11	12	13	14	15	16	17
初二	初三	初四	情人节	初六	初七	初八
18	19	20	21	22	23	24
初九	雨水	十一	十二	十三	十四	元宵节
25	26	27	28	29		
十六	十七	十八	十九	二十		

2024 年 3 月

日	一	二	三	四	五	六
					1	2
					廿一	廿二
3	4	5	6	7	8	9
廿三	廿四	惊蛰	廿六	廿七	妇女节	廿九
10	11	12	13	14	15	16
二月	龙抬头	初三	初四	初五	初六	初七
17	18	19	20	21	22	23
初八	初九	初十	春分	十二	十三	十四
24	25	26	27	28	29	30
十五	十六	十七	十八	十九	二十	廿一
31						
廿二						

2024 年 4 月

日	一	二	三	四	五	六
	1	2	3	4	5	6
	愚人节	廿四	廿五	清明	廿七	廿八
7	8	9	10	11	12	13
廿九	三十	三月	初二	初三	初四	初五
14	15	16	17	18	19	20
初六	初七	初八	初九	初十	谷雨	十二
21	22	23	24	25	26	27
十三	十四	十五	十六	十七	十八	十九
28	29	30				
二十	廿一	廿二				

2024 年 5 月

日	一	二	三	四	五	六
			1	2	3	4
			劳动节	廿四	廿五	青年节
5	6	7	8	9	10	11
立夏	廿八	廿九	四月	初二	初三	初四
12	13	14	15	16	17	18
母亲节	初六	初七	初八	初九	初十	十一
19	20	21	22	23	24	25
十二	小满	十四	十五	十六	十七	十八
26	27	28	29	30	31	
十九	二十	廿一	廿二	廿三	廿四	

2024 年 6 月

日	一	二	三	四	五	六
						1
						儿童节
2	3	4	5	6	7	8
廿六	廿七	廿八	芒种	五月	初二	初三
9	10	11	12	13	14	15
初四	端午节	初六	初七	初八	初九	初十
16	17	18	19	20	21	22
父亲节	十二	十三	十四	十五	夏至	十七
23	24	25	26	27	28	29
十八	十九	二十	廿一	廿二	廿三	廿四
30						
廿五						

2024 年 7 月

日	一	二	三	四	五	六
	1	2	3	4	5	6
	建党节	廿七	廿八	廿九	三十	小暑
7	8	9	10	11	12	13
初二	初三	初四	初五	初六	初七	初八
14	15	16	17	18	19	20
初九	初十	十一	十二	十三	十四	十五
21	22	23	24	25	26	27
十六	大暑	十八	十九	二十	廿一	廿二
28	29	30	31			
廿三	廿四	廿五	廿六			

2024 年 8 月

日	一	二	三	四	五	六
				1	2	3
				建军节	廿八	廿九
4	5	6	7	8	9	10
七月	初二	初三	立秋	初五	初六	七夕节
11	12	13	14	15	16	17
初八	初九	初十	十一	十二	十三	十四
18	19	20	21	22	23	24
十五	十六	十七	十八	处暑	二十	廿一
25	26	27	28	29	30	31
廿二	廿三	廿四	廿五	廿六	廿七	廿八

2024 年 9 月

日	一	二	三	四	五	六
1	2	3	4	5	6	7
廿九	三十	八月	初二	初三	初四	白露
8	9	10	11	12	13	14
初六	初七	教师节	初九	初十	十一	十二
15	16	17	18	19	20	21
十三	十四	中秋节	十六	十七	十八	十九
22	23	24	25	26	27	28
秋分	廿一	廿二	廿三	廿四	廿五	廿六
29	30					
廿七	廿八					

2024 年 10 月

日	一	二	三	四	五	六
		1	2	3	4	5
		国庆节	三十	九月	初二	初三
6	7	8	9	10	11	12
初四	初五	寒露	初七	初八	初九	重阳节
13	14	15	16	17	18	19
十一	十二	十三	十四	十五	十六	十七
20	21	22	23	24	25	26
十八	十九	二十	霜降	廿二	廿三	廿四
27	28	29	30	31		
廿五	廿六	廿七	廿八	廿九		

2024 年 11 月

日	一	二	三	四	五	六
					1	2
					十月	初二
3	4	5	6	7	8	9
初三	初四	初五	初六	立冬	初八	初九
10	11	12	13	14	15	16
初十	十一	十二	十三	十四	十五	十六
17	18	19	20	21	22	23
十七	十八	十九	二十	廿一	小雪	廿三
24	25	26	27	28	29	30
廿四	廿五	廿六	廿七	廿八	廿九	三十

2024 年 12 月

日	一	二	三	四	五	六
1	2	3	4	5	6	7
冬月	初二	初三	初四	初五	大雪	初七
8	9	10	11	12	13	14
初八	初九	初十	十一	十二	十三	十四
15	16	17	18	19	20	21
十五	十六	十七	十八	十九	二十	冬至
22	23	24	25	26	27	28
廿二	廿三	廿四	圣诞节	廿六	廿七	廿八
29	30	31				
廿九	三十	腊月				

图识本草

二〇二四 甲辰年

周历

周芳
—编著—

朱秀平
—绘画—

中医古籍出版社
Publishing House of Ancient Chinese Medical Books